ICD-10

疾病和有关健康问题的国际统计分类

第十次修订本

第二卷

指导手册

第二版

北京协和医院世界卫生组织
国际分类家族合作中心编译

主译　董景五
编译　薛　欣
主审　董景五

世界卫生组织

人民卫生出版社

疾病和有关健康问题的国际统计分类:第十次修订本,第二卷
第二版

1990 年第 43 届卫生大会通过了国际疾病分类第十次修订本(WHA 43.24)并且批准了 1989 年 9 月 26 日至 10 月 2 日在日内瓦举行的 ICD 第十次国际修订会议对在 10 年修订周期内对其进行更新的建议。

该建议在 1996 年于日本东京举行的 WHO 国际分类家族合作中心年度会议上被投入运作,随后建立了指导进行更新的一个正式机制。按照这样的更新机制,每年进行较小的更新,如果需要的话,每三年进行较大的更新。

有关进行更新的更多信息以及更新内容的累积列表请见:http://www.who.int/classifications/。今后的更新也将在该网址列出。

ICD-10 第二版包含了第一版第三卷中作为补遗对第一卷的勘误表以及在 1998 至 2003 年间生效的更新内容。

图书在版编目(CIP)数据

疾病和有关健康问题的国际统计分类:第十次修订本,第二卷/董景五主译. —二版. —北京:人民卫生出版社,2008.4
ISBN 978-7-117-09976-9

Ⅰ. 疾… Ⅱ. 董… Ⅲ. 疾病-统计分析-世界
Ⅳ. R195.4

中国版本图书馆 CIP 数据核字(2008)第 025785 号

ISBN 978-7-117-09976-9

疾病和有关健康问题的国际统计分类

第十次修订本

第 二 卷

第 二 版

主　　译:董景五
出版发行:人民卫生出版社(中继线 010-59780011)
地　　址:北京市朝阳区潘家园南里 19 号
邮　　编:100021
E - mail:pmph @ pmph. com
购书热线:010-59787592　010-59787584　010-65264830
印　　刷:保定市中画美凯印刷有限公司
经　　销:新华书店
开　　本:787×1092　1/16　　**印张**:8.5
字　　数:200 千字
版　　次:1997 年 2 月第 1 版　　2025 年10月第 2 版第 37 次印刷
标准书号:ISBN 978-7-117-09976-9/R·9977
定　　价:37.00 元
打击盗版举报电话:010-59787491　E-mail:WQ @ pmph. com
(凡属印装质量问题请与本社市场营销中心联系退换)

目录

1. 前言

疾病和有关健康问题的国际统计分类第十次修订本(ICD-10) 的本卷包括对医学记录和编码的指导、在该分类使用的实际问题上大量的新材料以及对分类历史背景的概括介绍。这份材料被作为独立的一卷提出，系当同时需要参考分类(第一卷)和本卷的使用说明时利于掌握。对使用字母顺序索引的详细说明包括在第三卷的前言中。

本手册提供对 ICD 的基本描述、对死亡和疾病编码人员的实际指导以及对数据报告及解释的指南。这并不意味着对使用 ICD 提供了详细的培训。这里包括的资料还需要在正规指导课程中加以丰富和充实，允许通过广泛的实践进行样本记录和讨论问题。

如果在使用 ICD 中发生的问题既不能在当地、也不能在国家统计机构帮助下得到解决，则可以从世界卫生组织国际分类家族合作中心得到建议(见第一卷)。

2. 疾病和有关健康问题的国际统计分类的说明

2.1 目的和适用性

疾病分类可以被定义为一个类目系统，该系统按照建立的标准来厘定疾病条目。ICD 的目的是允许对不同国家或地区及在不同时间收集到的死亡和疾病数据进行系统记录、分析、解释和比较。ICD 用以把疾病诊断和其他健康问题的词句转换成字母数字编码，从而易于对数据的贮存、检索和分析。

实际上，对于所有一般的流行病学和许多健康管理目的来说，ICD 已成为国际标准诊断分类。这些目的包括对各人群组一般健康状况的分析、疾病发病和患病的监测以及与其他变量(如患病个体的特性和环境)有关的其他健康问题。ICD 既不打算也不适用于为不同的临床项目做索引。ICD 在用于财务方面的研究上，如开账单或资源分配，也有某些限制。

ICD 能够用于对记载在多种类型的健康和生命记录上的疾病和其他健康问题进行分类。它最初的应用是对记录在死亡登记上的死亡原因进行分类。以后，它的范围扩展到包括疾病诊断。非常重要并且需要说明的是，尽管 ICD 主要是设计用于具有正规诊断的疾病和损伤的分类，但并不是每个与保健机构接触的问题或理由都能按这种方式归类。因此，ICD 提供了各种各样的体征、症状、异常所见、申诉和社会情况以代替在有关健康记录上的诊断(见第一卷，第十八章和第二十一章)。它能够用于对记录在如“诊断”、“入院理由”、“治疗情况”和“会诊理由”这样的标题下的数据进行分类，这些标题广泛出现在各种各样的健康记录中，从这些记录可产生统计量和其他健康状况的信息。

2.2 疾病和有关健康分类家族的概念

虽然 ICD 适用于多种不同的应用，但它还无法满足各种用户的全部需要。它无法为某些专科提供足够详细的内容，而且有时可能需要针对健康情况不同属性上的信息。ICD 也不能用于描述健康方面的功能和残疾问题，不能包括健康干预或接触理由的全部内容。

1989 年 ICD-10 国际会议已经为发展一个健康分类“家族”奠定了基础(见第一卷第 6 节，第十次国际修订报告)。最近几年，通过 ICD 的应用和相关的 WHO 健康分类的开发，家族的概念被进一步发展。现在家族已形成一套整体的分类产品，它们享有相似的特征并能在健康和保健系统的各个方面单一或联合地提供信息。例如，ICD 作为核心分类之一主要用于捕捉死亡和疾病的信息。健康领域的其他方面，功能和残疾现在已被共同分类到国际功能、残疾和健康分类(ICF)。总之，WHO 国际分类家族旨在提供与健康和健康管理有关的信息领域的概念框架。以这种方式它们建立了一种共同语言去改善交流并允许对各国在卫生保健状况、服务和时间上的各种交叉数据得以比较。世界卫生组织和国际分类家族网(简称 WHO-FIC 网)努力建设这个以符合科学性和分类学原则为基础的分类家族，尽量适合各国及国际的应用，而焦点放在健康的多维方面，以便满足其不同用户的需求。

WHO 国际分类家族(WHO-FIC)试图作为国际标准的框架以作为提供给健康信息系统的建筑模块。下面的轮廓显示了在 WHO-FIC 网中分类的类型(见图1)。

图 1. 世界卫生组织国际分类家庭(WHO-FIC)网示意图

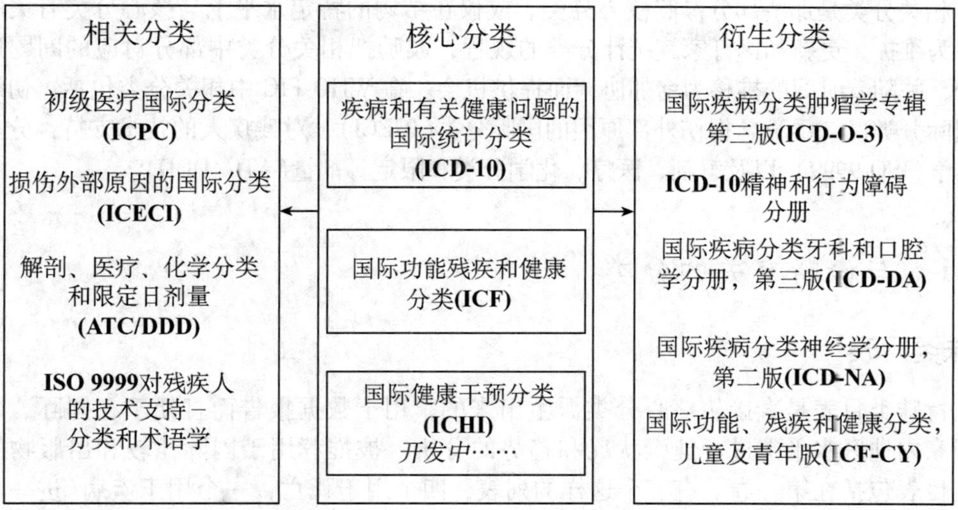

核心分类

这些分类包括健康系统的主要参数，如死亡、疾病、功能、残疾、健康和健康干预。WHO 核心分类是国际认同的产品。它们已经得到广泛的接受和官方同意使用，并且被批准和推荐作为健康问题国际报告的分类指南。它们可以用作开发其他分类修订本的模板，包括在分类的结构以及特征和定义上。

目前在 WHO-FIC 中有两个核心分类：ICD 作为核心分类之一去捕捉死亡和疾病的信息，而 ICF 则去捕捉在人的功能和残疾方面各个领域的信息。WHO 一直探索通过用一个新的国际健康干预分类(ICHI)去取代旧的国际医疗操作分类的可能性(见下面“非诊断性分类”)。这个过程将经过几个阶段，即征求意见、现场试验并由 WHO 理事会批准。

衍生分类

衍生分类是依据核心分类产生的。衍生分类既可以采用核心分类的结构和分组来准备，提供比核心分类更详细的细节，也可以通过对取自一个或多个核心分类中项目的重新安排或聚合来准备。衍生分类常常特定用于国家或国际的水平。在 WHO-FIC 网中，衍生分类包括 ICF 和 ICD 的专科适用本[分册]，如：国际疾病分类肿瘤学专辑(ICD-O-3)、国际疾病分类牙科和口腔学分册第三版(ICD-DA)、ICD-10 精神和行为障碍分册、国际疾病分类神经学分册第二版(ICD-NA)(见下面“非诊断性分类”)。

相关分类

相关分类是那些部分参照核心分类、或仅在结构的特定水平上与核心分类有关的分类。为维护、更新和修订家族统计分类的规程，鼓励把相关分类中部分对应的问题进行拆分，并随着时间的推移为增加协调而提供机会。在 WHO-FIC 中相关分类包括：初级医疗国际分类(ICPC-2)、损伤外部原因的国际分类(ICECI)、对残疾人的技术支持：分类和术语学(ISO 9999) 以及解剖、医疗、化学分类和限定日剂量(ATC/DDD)。

2.2.1 与诊断有关的分类

特殊类目表

特殊类目表是直接从核心分类派生出来的，用于数据报告而且便于在国际、国家和国家内地区水平上进行健康状况和趋势的分析。被推荐用于国际比较和出版物的特殊类目表包括在第一卷。有五个这样的列表，四个用于死亡，一个用于疾病(进一步的细节，见第 5.4 和 5.5 节)。

基于专科的适用本

基于专科的适用本常常是把 ICD 中与某个特定专业有关的各节或类目一起放到一个单一的、小型的卷册中。ICD 的四位数被予以保留，但常常通过五位数或有时是六位数细分给出更详细的分类，并有一个相关术语的字母顺序索引。其他的适用本可能会给出专业内类目和亚目的词汇定义。

适用本常常由国际专家组研制，但一些国家的专家组有时也出版适用本并且后来被其他国家所使用。下面包括到目前为止一些主要的专科适用本的简介。

肿瘤学

2000 年世界卫生组织出版了《国际疾病分类肿瘤学专辑》(ICD-O)第三版，此书是打算用于癌瘤登记以及专门研究癌瘤的病理学和其他部门(1)。ICD-O 是一个既有局部解剖学、又有形态学编码系统的双轴心分类。对大多数肿瘤来说，局部解剖学编码采用 ICD-10 中恶性肿瘤(类目 C00-C80) 使用的相同的三位数和四位数类目。这样，对非恶性肿瘤来说，ICD-O 就有可能比 ICD-10 在部位上提供更大的特异性。

用于肿瘤的形态学编码等同于医学系统命名法(SNOMED)(2)中的编码，该命名是由 1968 年版的肿瘤命名及编码手册(MOTNAC)(3)和病理学系统命名法(SNOP)(4)派生出来的。形态学编码有五位数字，其中前四位数字标明组织学类型而第五位数字标明肿瘤的动态(恶性、原位、良性，等等)。ICD-O 的形态学编码也出现在 ICD-10 的第一卷中，并编辑到第三卷字母顺序索引的有关条目中。现在也有了 ICD-O 第三版编码与 ICD-10 编码的转换表。

皮肤病学

1978 年英国皮肤科医师协会出版了与 ICD 第九次修订本一致的国际皮肤病学编码索引。在国际皮肤病学协会联盟的赞助下，该协会已出版了 ICD-10 皮肤病学分册。

牙科和口腔学

1995 年世界卫生组织出版了基于 ICD-10 编制的“国际疾病分类牙科和口腔学分册第三版(ICD-DA)”。其设计是把口腔和邻近结构发生的、有临床表现以及有联系的疾病或情况的 ICD 类目放在一起。它通过第五位数提供比 ICD-10 更详细的内容，但通过对编号系统加以组织使从 ICD 派生出来的 ICD-DA 编码和 ICD 编码之间的关系立刻变得显而易见，并且使来自 ICD-DA 类目的数据能够很容易地并入 ICD 类目中。

神经学

1997 年世界卫生组织出版了 ICD-10 神经学分册第二版(ICD-NA)，它保留 ICD-10 的分类和编码系统，但在第五位数及以上水平做进一步的细分，使神经科疾病得以更精确的分类。

风湿病学和矫形外科学

国际抗风湿病联盟正在编制与 ICD-10 相一致的“国际疾病分类风湿病学和矫形外科学分册(ICD-R&O)”，包括“国际肌肉骨骼疾患分类(ICMSD)”在内的修订本。ICD-R&O 通过使用附加数字来提供对情况的详细说明，这就在与 ICD-10 保持一致的同时提供了特别详细的内容。ICMSD 是设计用于阐明并使术语的使用标准化，它还被各组情况(如炎症性多关节病)一般性描述的词汇表所支持。

儿科学

在国际儿科协会的赞助下，英国儿科协会(BPA)已出版了“ICD-10 儿科学分册”，它使用第五位数以提供更大的特异性。它遵循了英国儿科协会编制 ICD-8 和 ICD-9 分册的类似做法。

精神障碍

“ICD-10 精神与行为障碍分类：临床描述与诊断要点”。这卷书出版于 1992 年，它对 ICD-10 第五章(精神与行为障碍)中的每条类目提供一个一般性的描述、关于诊断的要点以及对不同诊断的注释和一份同义词及不包括术语的列表(5)。在需要更详细的地方，要点在第五和第六位数字水平上给予进一步的细分。与第五章有关的第二个出版物，“研究用诊断标准”，出版于 1993 年。

有一个供初级卫生保健使用的分类版本，以及另一个在多轴诊断系统中对儿童期精神障碍类目重新安排的版本，以允许同时评价与疾病有联系的临床症状、有关环境因素和能力丧失的程度。

2.2.2 非诊断性分类

医学操作

世界卫生组织于1978年以两卷书的形式出版了“国际医学操作分类(ICPM)”(6)。它包括医疗诊断、预防、治疗、放射学、药物以及外科和实验室的操作。该分类已经被一些国家所通过，而其他国家则用它作为发展本国外科手术分类的基础。

世界卫生组织疾病分类合作中心的主任们认识到，在最后完成和出版本书前必须遵循的协商过程对于这样一个广泛而快速进展的领域是不适宜的。因此他们建议不要和ICD第十次修订一起去修订ICPM。

1987年，国际疾病分类专家委员会要求世界卫生组织考虑至少应更新ICPM的外科操作大纲(第五章)以适应第十次修订本。为回应这个要求和许多国家所表示的需要，秘书处准备了一个用于操作的类目表。

在1989年的会议上，合作中心的主任们同意该列表应作为在外科操作统计国家出版物方面的指导，而且也能便于各国间的比较。此列表还能作为研制类似的国家外科操作分类的基础。

编制该列表的工作将继续下去，但任何出版物都将在ICD-10发行之后。同时，对这一问题正在探索其他的方法。其中一些具有共同的特征，如对特定项目(器官、技术、方法等)的固定领域、被自动更新的可能性以及用于不止一个目的的灵活性。

功能、残疾和健康国际分类

2001年5月22日，在经过第五十四届世界卫生大会正式签署批准后，由世界卫生组织用全部六种WHO官方语言出版了“国际功能、残疾和健康分类(ICF)”。该书随后被翻译成超过25种语言的版本。

ICF把健康及与健康有关的状况分成两个部分。第一部分对功能和残疾分类；第二部分由环境和人相关联的因素构成。在第一部分的功能和残疾被从身体、个体和社会的角度进行描述，公式化成为两组：(1)身体功能和结构，(2)活动和参与能力。因为个体的功能和残疾存在关联，ICF也包括了一列环境因素。

ICF已经取代了“国际病损、残疾和残障分类(ICIDH)(7)”，因此旧的ICIDH术语和定义也被下列ICF新的术语和定义所取代：

功能 是对身体功能、身体结构、活动和参与的通用术语。它表示在一个(具备健康条件)的个体和与个体有关的因素(环境和个人因素)之间交互作用的积极方面。

残疾 是对病损、活动受限和参与能力限制的概括术语。它表示在一个(具备健康条件)的个体和与个体有关的因素(环境和个人因素)之间交互作用的消极方面。

身体功能 是指身体各系统的生理功能(包括心理功能)。

身体结构 是指身体的各个解剖部位，如器官、肢体及其组成成分。

病损 是指身体功能和结构出现的问题，如一种显著的偏差或丧失。

活动 是指个体执行的任务和行动。

活动受限 是指个体在进行活动时可能存在的困难。

参与 是指投入到一种生活情景中。

参与限制 是指个体投入到生活情景中可能经历的问题。

环境因素 是由人们生活所处的自然、社会和态度环境以及指导人们生活的环境所构成。

ICF 使用一种字母数字编码系统，其中字母 b、s、d 和 e 分别代表身体功能、身体结构、活动和参与以及环境因素。这些字母的后面跟着用一个表示每章开头的数字(一位数)，后面跟着是第二级水平(两位数)以及第三级和第四级水平(各为一位数)。ICF 的类目是“嵌入式”的，以便用确定的更广泛的条目去包括在上级条目下面更详细的下级条目。任何个体在每个水平上均可有其编码范围，它们可以是独立的也可以是相互关联的。

ICF 编码只有在加上一个限定值后才算完整，限定值表示健康水平的星级(例如，问题的严重性)。限定值以小数点(或间隔)后的一位、两位或多位数字编码。任何使用的编码应至少伴随一个限定值。没有限定值，编码本身也就没有意义。用于身体功能和结构的一级限定值、用于活动和参与的表现和能力限定值以及用于环境因素的一级限定值都分别在各自的组成成分中描述了问题的大小。

ICF 以新的视角赋予“健康”和“残疾”观念。它认为每个人都可能经历健康的递减，也就是经历了某些残疾。这不是仅仅发生在少数人身上的事情。ICF 因此把残疾经历“汇总”起来并把它看作是全人类的经历。通过把焦点从原因转移到影响，所有的健康情况都被摆在同一个平面并使其可以用共同的尺度-健康和残疾的标尺进行比较。此外，ICF 并不仅仅把残疾看作是“医学”或“生物学”的功能障碍，而是把残疾的社会影响也考虑进去。通过包括关联因素(环境因素也列在里面)，ICF 能够记录环境因素对人体功能的影响。

ICF 是 WHO 在个体及人群水平上测量健康和残疾的框架结构。国际疾病分类对疾病和死因进行分组,而 ICF 则对健康领域进行分组。ICD 和 ICF 组成了 WHO 国际分类家族中的两个主要建筑模块。它们一起提供了特别广泛而又精确的工具去捕获健康的全部图像。

2.2.3 对初级卫生保健的信息支持

2000 年人人享有卫生保健全球战略的挑战之一是提供支持初级卫生保健(PHC)的信息。在没有完整信息或仅有质量不高数据的国家，需要采用各种各样的手段去补充或代替 ICD 的常规使用。

自 1970 年代后期以来，各国都试验了通过非医务人员收集信息的做法。非医生报告随后被扩展为一个更广泛的称为“非常规方法”的概念。这些方法，包括种种手段，已经在不同的国家进化为获得健康状况信息的方法，在那些国家采用常规的方法(人口普查、调查、生命统计或例行的疾病和死亡统计)已被发现是不适宜的。

“社区基础信息”是这些手段之一，它涉及到在与健康有关数据的定义、收集和使用中的社区参与。社区参与范围的程度从仅涉及数据的收集到信息的设计、分析和利用。一些国家的经验表明，这种手段不只是一种理论框架。国际疾病分类第十次国际修订会议(见第一卷)在它的报告中指出：

> 向会议报告了一些国家在社区基础的卫生信息，包括健康问题与需求、有关危险因素与对策方面的开发和利用的经验。这些经验支持在社区水平上作为一种填补个别国家的信息空白并加强他们的信息系统的方法去开发非常规方法的想法。需要强调的是，不管在发达国家还是发展中国家，都应在当地开发这样的方法或系统，由于疾病模式以及语言和文化等因素的不同，不要试图把它们移植到其他的地区或国家。

这种手段在许多国家获得了令人鼓舞的结果，会议同意世界卫生组织应继续对局部地区方案的发展给予指导并支持此方法学的进展。

2.2.4 国际疾病命名法

1970 年，国际医学组织理事会(CIOMS)在其成员组织的协助下开始了国际疾病命名法(IND)的准备工作，在 1972—1974 年期间先后发行了五卷暂定的命名法分卷。但他们很快就认识到，这样一份命名法的编制，如果它想真正具有国际性的话，就需要通过比可能参与的 CIOMS 成员更广泛的磋商。1975 年，IND 成为国际医学科学组织理事会和世界卫生组织的联合项目，受来自两个组织的代表组成的技术指导委员会领导。

IND 的主要目的是对每个疾病实体提供一个单一的推荐名称。选择这一名称的主要标准是它应是特异的(适用于一个且只适用于一个疾病)、不含糊的、尽可能自我描述的、尽可能简单的、而且(只要可行的话)是基于原因的。但是许多广泛使用的、不完全符合上述标准的名称仍被作为同义词保留下来，只要它们不是不适宜的、使人误解的或与国际专家组织的建议相违背的。尽可能避免使用人名命名的术语，因为它们没有自我描述性；但许多这样的名称被如此广泛地应用(如霍奇金病、帕金森病和艾迪生病)而使它们必须被保留。

对每个疾病或综合征所推荐的名称作出了毫不含糊和尽可能简单的定义。在每个定义的后面列出同义词表。需要的话，对这些综合列表通过解释加以补充，如为什么某些同义词被排除在外，为什么一个所谓的同义词并不是真正的同义词。

IND 的意图是与 ICD 互补。在本卷第 2.3 节讨论了命名和分类之间的区别。在 ICD 中已经尽可能地优先采用了 IND 的术语。

截止到 1992 年，已经出版的 IND 分卷(8)有：传染病(细菌性疾病(1985)，真菌病(1982)，病毒性疾病(1983)，寄生虫病(1987))；下呼吸道疾病(1979)；消化系统疾病(1990)；心血管疾病(1989)；代谢、营养和内分泌疾患(1991)；肾、下泌尿道和男性生殖系统疾病(1992)；和女性生殖系统疾病(1992)。

2.2.5 世界卫生组织的任务

上述分类的大多数是在非政府组织、其他机构和世界卫生组织的部门和单位之间与负责 ICD 承担协调任务并提供指导和建议的单位一起非常密切合作的产物。

世界卫生组织促进适用本的研制，它们同时扩展了 ICD 的有用性和卫生统计的可比性。世界卫生组织在研制新的分类、适用本和词汇表中的任务是提供合作的领导及起到技术情报交换所的作用，并在需要时给予技术建议、指导和支持。一旦适用本的目标清单已被研制后，任何对编写 ICD-10 的适用本有兴趣的人即应与世界卫生组织进行磋商。这样通过一种对家族各个组成部分研制的协调途径将避免不必要的重复。

2.3 疾病分类的一般原则

正如威廉·法尔(William Farr)在 1856 年所指出的(9)：

> 分类是一种归纳概括的方法。因此，各种分类在使用上都可能有优点。而医生、病理学家或法官从各自的观点出发，都可以按照他认为最能满足他的需要并产生一般结果的方式理所当然地去分类疾病和死亡原因。

疾病的统计分类必须限定在有限数量的、能够包含病态情况全部范围而且相互排它的类目内。选择类目必须有利于疾病现象的统计研究。特别具有公共卫生重要性或频繁发生的某一特定疾病实体应有它自己的类目。否则，将对各组分散而有联系的情况指定类目。每个疾病或病态情况都必须在类目列表中有其明确的位置。因此，在整个分类中都将有残余类目用于那些不能放到更特异类目中的其他和杂项情况。分类到残余类目中的情况应尽可能地少些。

把统计分类与命名区别开来是分组的要素，命名对每个已知的病态情况必须有一个独立的标题。分类和命名的概念还是密切相关的，因为命名也常常是按系统排列的。

如果统计分类有一个具有细分的层次结构，它就能供细节的不同水平使用。疾病的统计分类应保持这样的能力，即它既能标明特定疾病实体、又能对更大组数据提供统计报告，以便使获得的信息有用和易懂。

同样的一般原则能够适用于也包括在 ICD 中的对其他健康问题和与卫生保健机构接触理由的分类。

ICD 已经发展为一个实用的、而非纯理论的分类，在 ICD 中存在许多基于病因学、解剖部位、发病情况等分类之间的妥协。还有一些调整以满足 ICD 所设计的各种统计应用的需要，如死亡、疾病、社会安全和其他类型的卫生统计和调查。

2.4 ICD 的基本结构和分类原则

ICD 是一个可变轴心的分类。其结构的研制是来自威廉·法尔早年在分类结构国际讨论中的提议。他的方案是：为了所有实际的、流行病学的目的，疾病的统计数据应以下列方式分组：

- 流行性疾病
- 全身性或一般性疾病
- 按部位排列的局部疾病
- 发育性疾病
- 损伤

在 ICD-10 的各章中可以识别出这个类型。它经受了时间的考验，而且尽管在某些方面很专断，它仍然被看作是在一般流行病学目的上比其他接受检验的任何一个都更有用的结构。上列各组中的前两个和后两个构成“特殊组”，它把一些情况放在一起，而这些情况如果被分散的话其排列就不便于流行病学研究，例如主要按解剖部位排列的分类。剩下的一组，“按部位排列的局部疾病”，包括在 ICD 每个主要身体系统的各章。

在“特殊组”各章和“身体系统”各章之间的差别对于了解分类的结构、对其编码和解释以它为基础的统计来说都有实际的含义。必须记住，一般地说，情况主要被分类到“特殊组”各章之一。对于一种应放在哪里有任何疑问的情况来说，应优先考虑“特殊组”各章。

基本 ICD 是一个三位数类目的单一编码表，每个类目可进一步分为多达 10 个四位数亚目。代替以前修订本的纯数字编码系统，第十次修订本使用字母数字编码，即在第一位用一个字母，第二、第三和第四位各用一个数字。第四位数在一个小数点之后。因此可能的编码数字范围从 A00.0 到 Z99.9。但没有使用字母 U（见第 2.4.7 节）。

2.4.1 各卷

ICD-10 由三卷组成：第一卷包括主要分类；第二卷对 ICD 的使用者提供指导；而第三卷是分类的字母顺序索引。

第一卷的大部分由主要分类占用，包括三位数类目表及内容类目表和四位数亚目。“核心”分类 - 三位数类目表(见第一卷)-是向世界卫生组织死亡率数据库报告和一般国际比较的强制性水平。这一核心分类还列出了各章和节的标题。给出四位数水平全部细节的类目表分为 21 章。

第一卷还包括下列内容：

- 肿瘤的形态学。需要的话，肿瘤形态学的分类可以作为附加编码对肿瘤的形态学类型进行分类。除少数例外，它们都只根据其动态和部位(局部解剖学)分类于第二章。形态学编码与用在肿瘤学的 ICD 特殊适用本(ICD-O)中的编码是相同的。
- 特殊类目表。因为 ICD 的全部四位数列表，即使是三位数列表，在每个统计表中列出时也过于冗长，所以大多数常规统计使用一种强调某些单一情况而把其他情况归组的类目表。对死亡类目表的四个特殊列表是 ICD 的一个组成部分。列表 1 和 2 用于一般死亡而列表 3 和 4 用于婴儿和儿童(0-4 岁)死亡。对于疾病也有一个特殊类目表。这些表排在第一卷。对分类和类目表在各种水平上适当使用的指导在本卷的第 5 节中给出。
- 定义。在第一卷上的定义已经被世界卫生大会所通过，它们被包括在此是为了便于数据在国际间的可比性。
- 命名条例。被世界卫生大会所通过的条例阐明了世界卫生组织成员国在对于疾病和死亡原因的分类以及统计指标的编辑和出版上的正式责任。条例可以在第一卷看到。

2.4.2 各章

本分类分为 21 章。ICD 编码的第一位数是一个字母，每个字母都与特定的一章有关，只有字母 D 和 H 除外。字母 D 同时用于第二章肿瘤和第三章血液及造血器官疾病和某些涉及免疫机制的疾患，而字母 H 同时用于第七章眼和附器疾病和第八章耳和乳突疾病。有四章(第一、二、十九、二十章)在编码的第一个位置使用了一个以上的字母。

每一章都有足够的三位数类目以包括它的内容，但没有把所有可用的编码都用上，从而为将来的修订和扩展留出了空间。

第一到第十七章与疾病和其他病态情况有关，而第十九章与损伤、中毒和外因的某些其他后果有关。其余各章包括现今在诊断数据中的全部内容。第十八章包括症状、体征和临床与实验室异常所见，不可归类在他处者。第二十章，疾病和死亡的外因，传统上是用于分类损伤和中毒的原因，但自第九次修订本起，也已提供用于疾病和其他病态情况的任何被记录的外因。最后，第二十一章，影响健康状态和与保健机构接触的因素，是想对某些资料分类，这些资料是解释一个现时无病的人与卫生保健机构接触的理由，以及在特定时间正在接受护理的病人的情况或存在某些影响病人护理的情况。

2.4.3 类目的各节

各章被细分为三位数类目同类的“各节”。在第一章，节的标题反映了两个分类轴心-传播的模式和感染病原体的大组。在第二章，第一个轴心是肿瘤的动态；在动态内，尽管有几个三位数类目是为重要的形态学类型提供的（如白血病、淋巴瘤、黑色素瘤、间皮瘤、卡波西肉瘤），但轴心主要按部位分类。在每节标题后的圆括号中给出类目的范围。

2.4.4 三位数类目

在每节内都有些三位数类目是用于单一情况的，其选择是根据它们的频度、严重程度或对公共卫生干预的易感性，而其他的类目则用于具有某些共同特征的各组疾病。通常把许多不同但少见的情况分类到“其他”情况，也包括“未特指”的情况。

2.4.5 四位数亚目

尽管在国际水平上的报告并不强制要求使用四位数亚目，但大多数的三位数类目通过在小数点后的一个第四位数加以细分，以提供多达 10 个亚目。当一个三位数类目没有被细分时，建议使用字母“X”填在第四个位置上以便使数据处理用的编码有一个标准长度。

用于四位数亚目的无论哪种方式都是最适当的方式，例如，若三位数类目是用于单一疾病的，则用其标明不同的部位或种类；若三位数类目是用于一组情况的，则用其标明各个疾病。

四位数的 .8 一般用在属于该三位数类目中的“其他”情况，而 .9 则多用来传达与该三位数标题相同但不加任何附加信息的意思。

当相同的第四位数亚目适用于一系列三位数类目时，它们仅在该系列的起点列出一次，但在每个有关类目处都有一个注释以指出在哪里可以找到细节。例如，类目 O03-O06，流产的不同类型，有与伴随的并发症有关的共用第四位数(见第一卷)。

2.4.6 供第五位数或继后位数水平使用的补充细分

第五位和继后位数的水平常常是沿着与第四位数不同的轴心划分的亚分类。它们见于：

第十三章-按解剖部位细分

第十九章-用细分指出开放性和闭合性骨折以及颅内、胸内和腹内损伤伴有及不伴有开放性伤口

第二十章-用细分指出在事件发生时所从事活动的类型

2.4.7 未使用的“U”编码

编码 U00-U49 用来暂时分配给某些病因不明的新疾病。编码 U50-U99 可以用于研究，如为了一个特殊项目而检验一种替代的亚分类时。

3. 如何使用 ICD

为了利用此分类的全部优点，本节包括了所有使用者都需要了解的实用信息。对于统计人员、卫生信息分析人员以及编码人员来说，对 ICD 的目的和结构的知识与理解是极为重要的。能否准确、一致地应用 ICD 取决于对所有三卷书的正确使用。

3.1 如何使用第一卷

3.1.1 引言

ICD 第一卷包括了分类自身。它指出把诊断分配到类目中有助于统计目的的分类和计数。它还为那些使用统计学的人们提供了他们在统计表中可以见到的类目、亚目和类目表项目内容的定义。

尽管在理论上，编码员单纯使用第一卷就可能获得正确的编码，但这样做很费时间，而且可能会导致指定编码的错误。第三卷中包含了一个指导分类的字母顺序索引。索引的前言提供了关于索引与第一卷关系的重要信息。

大多数 ICD 的常规统计应用都涉及从一份证明书或记载了多个情况的记录中选择单一情况的问题。有关死亡和疾病的选择规则包括在本卷的第 4 节中。

在第 2.4 节中对类目表给予详细的描述。

3.1.2 内容类目表和四位数亚目的使用

包括术语

在三位数和四位数的黑标题[1] 中，通常列有一些其他的诊断性术语。这些术语被称为“包括术语”，而且除标题以外，它们被作为分类到该黑标题下诊断性陈述的例子。它们可能是指不同的情况或是同义词。它们不是黑标题的亚分类。

包括术语主要是作为对黑标题内容的指导而列出。许多所列条目就是属于该黑标题下的重要或常见的术语。其他条目则是列出用以区分一个亚目和另一个亚目之间界限的交界情况或部位。包括术语的列表不是全部的，诊断实体的其他名称被包括在字母顺序索引中，在对给出的诊断性陈述进行编码时应首先参考字母顺序索引。

有时需要将包括术语与标题联系起来读。这通常发生在当包括术语是精心制作的部位或药物一览表时，此时需要省略标题中的适当词汇（例如：“……的恶性肿瘤”、“……的损伤”，“……的中毒”）。

为某一范围之类目或一个三位数类目中的全部亚目所共有的一般诊断性描述，可见于紧跟在章、节或类目标题后面的标以“包括”的注释中。

---

[1] 在 ICD 的文字中，“黑标题”既代表三位数类目也代表四位数亚目。

不包括术语

某些黑标题包含了前面标以“不包括”一词之情况的一览表。虽然黑标题的名称可能建议把它们分类于此，但事实上这些术语应分类于他处。类目 A46“丹毒”就是这方面的一个例子，它不包括产后或产褥期的丹毒。在每个不包括术语后面的圆括号中，是分类在他处的类目或亚目编码，而不包括术语应放到这个编码中。

对某一范围之类目或一个三位数类目中的全部亚目的一般性不包括，可见于紧跟在章、节或类目标题后面的标以“不包括”的注释中。

专业词汇说明

除了包括和不包括术语外，第五章精神和行为障碍，采用专业词汇说明以指出黑标题的内容。采用这种方法是因为精神障碍的术语变化太大，特别是在不同的国家中，可能使用同一名称去描述完全不同的情况。这些专业词汇并不打算为编码员使用。

在 ICD 的其他地方也给出了相似类型的定义，例如，第二十一章，其目的是用以阐明黑标题的内容。

3.1.3 对某些情况采用两个编码

“剑号和星号”系统

ICD-9 引入了一个系统，并在 ICD-10 中继续使用，即对那些在一个具体的器官或部位中同时包含了根本的一般性疾病和临床表现信息的诊断性陈述使用两个编码，而其临床表现本身就是一个临床问题。

主要编码用于根本疾病，并用剑号(†)做标记；选择性附加编码则用于临床表现，并用星号(*)做标记。提供这一惯例是因为只对根本疾病编码通常不能满足编制与特定专科有关的统计表，当临床表现作为医疗的原因时，往往需要了解它分类到有关章中的情况。

剑号和星号系统为统计报表提供了另一种分类，但 ICD 的原则是把剑号编码作为主要编码并且必须始终使用它。另外如果还需要另一种报告方法，则需制定使用星号编码的条款。对编码而言，绝不要单独使用星号编码。使用剑号编码的统计应与用于死亡和疾病以及其他医疗方面之报表数据的传统分类相一致。

星号编码以三位数类目形式出现。对相同情况有不同类目是发生在当某一具体疾病未被特指为根本原因时。例如：类目 G20 和 G21 是用于不存在指定在他处之其他疾病临床表现的帕金森综合征的形式，而类目 G22* 则是用于“分类于他处的疾病引起的帕金森综合征”。对星号类目中提及的情况也给出相应的剑号编码；例如，G22* 中的梅毒性帕金森综合征，其剑号编码是 A52.1†。

有些剑号编码出现在特殊的剑号类目中。然而更常见的是，可以从同一个类目或亚目中派生出用于双重成分诊断的剑号编码和单一成分情况的无标记编码。在分类中实行剑号和星号系统的范围是有限的；整个分类共有 83 个特殊的星号类目，它们被列在有关各章的开头。

类目中标有剑号的术语可能具有下列三种不同形式之一：

（1）如果符号（†）和供选择的星号编码同时出现在黑标题头上，则说明可分类于此黑标题的全部术语都服从双重分类，并且都有相同的选择性编码，如：

A17.0† 结核性脑膜炎（G01*）

脑膜（大脑）（脊髓）结核

结核性柔脑膜炎

（2）如果符号出现在黑标题头上，但没有供选择的星号编码，则说明可分类于此黑标题的全部术语都服从双重分类，但它们有不同的选择性编码（列于每个术语之后），如：

A18.1† 泌尿生殖系统的结核

结核：

· 膀胱（N33.0*）

· 宫颈（N74.0*）

……

女性结核性盆腔炎性疾病（N74.1*）

（3）如果标题中既无符号又无供选择的星号编码，则说明整个黑标题不服从双重分类，但个别包括术语可能是；如果是这样的话，这些术语将标有符号以及它们的选择性编码，如：

A54.8 其他淋球菌感染

淋球菌性：

……

· 腹膜炎†（K67.1*）

· 肺炎†（J17.0*）

· 败血症

· 皮肤损害

其他选择性双重编码

除剑号和星号系统外，还有某些情况允许使用两个ICD编码以充分描述一个人的情况。在类目表中的注释"需要时，使用附加编码……"，就标出了许多这样的情况。这种附加编码只能用于特殊类目表。它们是：

（1）对于可分类于"身体系统"各章的局部感染，可以加上来自第一章的编码以标明感染的病原体，但这种信息并不出现在黑标题的名称中。在第一章中B95-B97节的类目就是为此目的提供的。

（2）对具有功能活性的肿瘤，可以在第二章编码后加上来自第四章的适当编码以指出功能活性的类型。

（3）对于肿瘤，在第一卷上的形态学编码虽然不是主要ICD的部分，但可以加到第二章的编码后以标明肿瘤的形态学类型。

（4）对于可分类到第五章F00-F09（器质性（包括症状性）精神障碍）的情况，可以加上来自其他章的编码以指出原因，即根本性疾病、对于脑的损伤或其他创伤。

（5）当某种情况是由于毒性物质所引起，可以加上第二十章的编码以标明那种物质。

（6）当可以使用两个编码去描述一种损伤、中毒或其他有害效应时，一个是来自第十九章以描述损伤性质的编码，另一个是来自第二十章以描述原因的编码。选择哪一个编码作为附加编码要取决于收集数据的目的。（见第一卷第二十章的说明）

3.1.4 类目表中使用的惯例

在类目表所列举的包括和不包括术语中，ICD 使用了某些特殊惯例，涉及到圆括号、方括号、冒号、大括号、缩略语“NOS”、短语“不可归类在他处者”（NEC）及标题中“和”字的使用。编码员和任何希望解释以 ICD 为基础所做统计的人员都需要清楚地了解这些惯例。

圆括号（ ）

在第一卷中，圆括号用于下列四种重要情况。

（a）圆括号用于围起补充词，这些词可以跟在诊断性术语之后而不影响在圆括号外面将要指定的词的编码号。例如：在 I10 的包括术语中，“高血压（动脉的）（良性）（特发性）（恶性）（原发性）（系统性）”，意味着对“高血压”这一单独的词或当其被圆括号中的任何词或联合词组所限定时，编码均为 I10。

（b）圆括号也用于围起在不包括术语中所提到的编码。例如：

H01.0　睑炎，不包括睑结膜炎(H10.5)

（c）圆括号的另一用途是在各节的标题中围起属于本节类目的三位数编码。

（d）圆括号的最后用途是从第九次修订本中并入的，并与剑号和星号系统有关。圆括号用于在一个星号类目中围起剑号编码，或在一个剑号术语后围起星号编码。

方括号 [ ]

方括号用于：

（a）括起同义词、其他词或解释短语；例如：

A30　麻风[汉森病]

（b）提到前面的注释；例如：

C00.8　唇交搭跨越的损害[见本章开头的注释 5]

（c）提到前面述及的对许多类目共用的一组第四位数亚目；例如：

K27　消化性溃疡，部位未特指[亚目见 K25 的前面]

冒号 :

当冒号前面的词对于黑标题的说明是不完整术语时，要用冒号列举包括和不包括术语。这些不完整术语在能被指定到黑标题之前，需要在它们下面缩排一个或多个修饰词或限定词。例如，在 K36“其他阑尾炎”中，诊断“阑尾炎”只有在被“慢性”或“复发性”限定后才能分类在此。

大括号 }

大括号用于列举包括和不包括术语以指出在它前面或后面的词都不是完整的术语。在大括号前面的任何术语都应被它后面的一个或多个术语所限定。例如：

O71.6 伤及骨盆关节和韧带的产科损害

耻骨联合软骨的撕脱
尾骨损害
耻骨联合的创伤性分离 } 产科的

"NOS"

字母 NOS 是"其他未特指"的缩写，意味着"未特指"或"未限定"的意思。

有时一个未限定的术语仍被分类到用于更特异类型情况的黑标题中。这是因为在医学术语学中，一种情况的最常见形式常常可以从该情况本身的名称所知道，只有不常见的类型才加以限定。例如，"二尖瓣狭窄"通常用来指"风湿性二尖瓣狭窄"。为了避免不正确的分类，必须考虑这些内在的假定。仔细研究内容术语将揭示哪些原因的假定已被作出；编码人员应注意不要把一个术语作为非限定词编码，除非很清楚根本得不到能够被更特异地指定于他处的信息。同样，在解释以 ICD 为基础的统计时，被指定到一个显然属特异类目的某些情况可能在编码记录上并不是那么特异。当比较时间趋势和解释统计时，重要的是要认识到在 ICD 从一个修订本转变到另一个时，其假定也可能改变。例如，在第八次修订本之前，未限定的主动脉动脉瘤被假定为由于梅毒所引起。

"不可归类在他处者"

"不可归类在他处者"一词，当用在某个三位数类目的标题时，是作为一个警告即所列情况的某些特指变种可能出现在分类的其他部分。例如：

J16 由于其他传染性病原体引起的肺炎，不可归类在他处者

该类目包括"J16.0 衣原体性肺炎"和"J16.8 其他特指的传染性病原体引起的肺炎"。对由于特指的传染性病原体引起的肺炎，在第十章(例如，J09-J15)和其他章(例如，P23.-先天性肺炎)中提供了许多其他的类目。J18 肺炎，病原体未特指，是用于未述及传染性物质的那些肺炎。

标题中的"和"字

"和"代表"和/或"的意思。例如，在标题"A18.0 骨和关节的结核病"中，"骨结核病"、"关节结核病"以及"骨和关节的结核病"的病例均分类在此。

点破折号 .-

在某些情况下，一个亚目编码的第四位数被一个破折号所代替，如

G03 由于其他和未特指原因引起的脑膜炎

不包括：脑膜脑炎(G04.-)

这是指示编码人员存在一个第四位数并且应在适当的类目中寻找。这种惯例同时用于类目表和字母顺序索引。

3.1.5 具有共同特性的类目

为了质量控制，把核对程序引入计算机系统是有用的。提供下列各组类目是用于作为核对内部一致性的基础，其编组是根据它们所共有的特殊性质。

星号类目

下列星号类目不能单独使用；它们必须总是依附在一个剑号编码后使用：

D63* D77* E35* E90* F00* F02* G01* G02* G05* G07* G13* G22* G26* G32* G46* G53* G55* G59* G63* G73* G94* G99* H03* H06* H13* H19* H22* H28* H32* H36* H42* H45* H48* H58* H62* H67* H75* H82* H94* I32* I39* I41* I43* I52* I68* I79* I98* J17* J91* J99* K23* K67* K77* K87* K93* L14* L45* L54* L62* L86* L99* M01* M03* M07* M09* M14* M36* M49* M63* M68* M73* M82 M90* N08* N16* N22* N29* N33* N37* N51* N74* N77* P75*

限于一种性别的类目

下列类目只适用于男性：

B26.0 C60-C63 D07.4-D07.6 D17.6 D29.- D40.- E29.- E89.5 F52.4 I86.1 L29.1 N40-N51 Q53-Q55 R86 S31.2-S31.3 Z12.5

下列类目只适用于女性：

A34 B37.3 C51-C58 C79.6 D06.- D07.0-D07.3 D25-D28 D39.- E28.-E89.4 F52.5 F53.- I86.3 L29.2 L70.5 M80.0-M80.1 M81.0-M81.1 M83.0 N70-N98 N99.2-N99.3 O00-O99 P54.6 Q50-Q52 R87 S31.4 S37.4-S37.6 T19.2-T19.3 T83.3 Y76.- Z01.4 Z12.4 Z30.1 Z30.3 Z30.5 Z31.1-Z31.2 32-Z36 Z39.- Z43.7 Z87.5 Z97.5

在第 4.2.5 节给出对处理在情况和性别之间不一致性的指导。

后遗症类目

提供下列类目是用于不再处于活动期的那些情况的后遗症：

B90-B94 E64.- E68 G09 I69.- O97 T90-T98 Y85-Y89

以死亡和疾病为目的对后遗症编码的指导见于第 4.2.4 节和第 4.4.2 节。

操作后疾患

下列类目不用于根本死因编码。对它们用于疾病编码的指导见第 4.4.2 节。

E89.- G97.- H59.- H95.- I97.- J95.- K91.- M96.- N99.-

3.2 如何使用第三卷

第三卷的引言，ICD-10 的字母顺序索引，对如何使用第三卷给予了说明。在开始编码之前必须仔细地研究这些说明。下面对索引的结构和使用给予简要的描述。

3.2.1 字母顺序索引的排列

第三卷分为以下三部分：

- 第一部分列出所有可分类在第一至十九章及第二十一章的术语，但除外药物和其他化学物质。
- 第二部分是疾病和死亡外因的索引，并包括所有可分类在第二十章的术语，但除外药物和其他化学物质。
- 第三部分，药物和化学物质表，列出各种可分类在第十九章的物质的中毒及药物有害效应的编码，及其他们在第二十章中的编码以指出中毒是属于意外的、蓄意的(自伤)、未确定的或是适当使用正确物质的有害效应。

3.2.2 结构

索引包括“主导词”，位于栏目的最左侧，在它们下面有缩排进不同水平的其他词(“修饰词”或“限定词”)。在第一部分中，这些缩排的修饰词或限定词通常是影响编码的项目、部位或情况；在第二部分中，它们指出意外事故或事件的不同类型、涉及的运输工具等。在情况后面的圆括号中有不影响编码的修饰词。

3.2.3 编码号

术语后面的编码号是指这些术语应被归类的类目和亚目。如果编码只有三位数，可以假定该类目尚未被细分。在大多数情况下，当类目已被细分，索引中的编码号将给出第四位数。在第四位数中的破折号(例如 O03.-)意味着此类目已被细分而且能够通过类目表找到第四位数。如果剑号和星号系统适用于该术语的话，则两个编码均被给出。

3.2.4 惯例

圆括号

圆括号以和第一卷中同样的方式用在索引中，即为了围起修饰词。

“NEC”

NEC(不可归类在他处者)指出所列情况的特定变种被分类在他处，而且适当的话，应在索引中寻找一个更精确的术语。

交叉对照

使用交叉对照是为了避免在索引中术语不必要的重复。“见”一词要求编码人员去查阅其他术语；“另见”则指导编码人员如果被编码的陈述中包括其他信息，而这些信息在附有“另见”的术语下缩排的内容中找不到时，可以查阅索引中的其他地方。

3.3 基本编码准则

字母顺序索引中有很多未包括在第一卷中的术语，而且编码要求在指定一个编码之前应查找索引和类目表两部分。

在试图编码之前，编码人员需要了解分类和编码的原则并进行实际的练习。

下面是一个旨在帮助偶尔使用 ICD 人员的简单指导。

1. 识别即将编码的陈述类型并查阅字母顺序索引的适当部分。(如果陈述是一种可分类在第一至十九章及第二十一章的疾病、损伤或其他情况，则查找索引的第一节。如果陈述是一种可分类在第二十章中的损伤或其他事件的外因，则查找第二节。)
2. 确定主导词。对疾病或损伤来说，它常常是病理情况的一个名词。但某些以形容词或人名名词表示的情况也作为主导词包括在索引中。
3. 要阅读并按照列在主导词下面的任何注释的指导进行查找。
4. 要阅读放在主导词后面的括号内的任何术语(这些修饰词不会影响编码号)，以及缩排在主导词下面的任何术语(这些修饰词可能影响编码号)，直到在诊断表达中的所有词都被考虑了为止。
5. 要仔细追随任何见于索引中的交叉对照(“见” 和 “另见”)。
6. 查阅类目表以证实所选编码号的适用性。要注意索引中在其第四位的位置上具有一个破折号的三位数编码，这意味着要在第一卷中找到一个第四位数。用于补充位数位置上的进一步细分未做索引，如果要用的话，必须在第一卷中确认。
7. 要遵循所选择编码下面或对应之章、节及类目标题下面任何包括或不包括术语中的指导。
8. 指定编码。

在第 4 节中给出对选择即将编码的原因或情况以及对所选情况编码的具体指导。

4. 疾病和死亡编码的规则和指导

本节涉及世界卫生大会通过的关于从死亡证明书和疾病记录中为常规制表目的而选择单一原因或情况的一些规则和指导。还对规则的应用及为制表所选情况的编码提供了指导。

4.1 死亡：医学证明的指导和编码规则

死亡统计是卫生信息的主要来源之一，而且在许多国家中是卫生数据最可靠的类型。

4.1.1 死亡原因

1967 年,第二十届世界卫生大会对将记入死亡原因医学证明书中的死亡原因做如下定义:“所有导致或促进死亡的疾病、病态情况或损伤以及造成任何这类损伤的事故或暴力的情况”。定义的目的在于保证所有有关信息得以记录,而证明人不得自行选入某些情况而摒弃其他情况。这个定义不包括症状、体征和临死方式,如心力衰竭或呼吸衰竭。

当只有一个死亡原因被记录时，则选择该原因制表。当不止一个死亡原因被记录时，则应按照第 4.1.5 节中给予的规则作出选择。这些规则是以根本死亡原因的概念为基础的。

4.1.2 根本死亡原因

第六次十年国际修订会议同意用于主要列表的死亡原因应指定为根本死亡原因。

从防止死亡的观点出发,有必要去中断可能致死事件的链条或在某个环节治愈病人。最有效的公共卫生目的是阻止加速死亡原因起作用。为此目的,根本原因被定义为:

（a）直接导致死亡的一系列病态事件中最早的那个疾病或损伤，或者

（b）造成致命损伤的那个事故或暴力的情况。

4.1.3 死亡原因医学证明书的国际格式

上述原则能够通过统一应用由世界卫生大会推荐的医学证明书格式而实施。签署死亡证明书的医生有责任指出直接导致死亡的那个病态情况并陈述引起这个原因的任何先行情况。

列在下面的医学证明书(见图 2)是设计用于当两个或多个原因被记录时，有助于根本死亡原因的选择。格式的第Ⅰ部分用于与直接导致死亡的一系列事件有关的疾病，而第Ⅱ部分用于与致死疾病无关但对死亡有影响的情况。

医务人员和其他有资格的证明人应通过自己的临床判断力完成死亡原因医学证明书。自动编码系统不要使用编码列表或其他提示去指导证明人，因为这样必然限制了诊断的范围并且在统计报告的精确和有用性上起了反作用。

图 2. 死亡原因医学证明书的国际格式

死 亡 原 因		发病至死亡之间大概的时间间隔
I 直接导致死亡的疾病或情况*	(a) ……………………………… 由于(或作为……的后果)所引起	…………………
起始前因 任何引起上述原因的疾病情况，把根本情况陈述在最后	(b) ……………………………… 由于(或作为……的后果)所引起	…………………
	(c) ……………………………… 由于(或作为……的后果)所引起	…………………
	(d) ……………………………… 由于(或作为……的后果)所引起	…………………
Ⅱ 促进死亡,但与导致死亡的疾病或情况无关的其他有意义情况	……………………………… ………………………………	………………… …………………

*此处不指临死方式，如，心力衰竭、呼吸衰竭。
它指引起死亡的疾病、损伤或并发症。

1990 年，第四十三届世界卫生大会通过了一条建议，即在认为有此需要的那些国家应考虑在证明书的第Ⅰ部分增加一个(d)行的可能性。但是，在认为没有必要使用第四行或采用上面所示证明书存在法律或其他妨碍的国家则可以采用或继续使用在第Ⅰ部分只有三行的证明书。

在证明书第Ⅰ部分最低一行占用线上记录的情况，通常是用于制表的根本死亡原因。但是，在第 4.1.4 ~ 4.1.5 节中描述的步骤可以导致选择另一个情况作为根本死亡原因。为了在这两种可能性之间加以鉴别，“起始前因”(起始原因)这个措辞将用于与证明书第Ⅰ部分最后占用线上的特有情况有关，而“根本死亡原因”这个措辞则将用于标明为制表所选择的原因。

如果在一系列事件中只有一个步骤，则在Ⅰ(a)行上记入一条就足够了。如果存在多于一个步骤，则直接原因记入(a)行，而起始前因记在最后一行，任何中介原因则要记在(b)行或(b)和(c)行。在一个直接导致死亡的一系列事件中具有四个步骤的死亡证明书的例子是：

(a) 肺栓塞
(b) 病理性骨折
(c) 继发性股骨癌
(d) 乳房癌

第Ⅱ部分是用于记录促进致死结果，但与直接引起死亡的疾病或情况无关的任何其他有意义的情况。

在列于证明书中的词组“由于(或作为……的后果)所引起”之后，应该不仅包括直接原因或病理过程，还要包括间接原因，例如当一个先行情况通过对组织的损害或功能的损伤而促进了直接原因，即使已经时隔很久，也应包括在内。

注意在每个情况的发生和死亡日期之间的大概间隔（分、小时、天、周、月或年）有助于开证明的医生去确立导致死亡的一系列事件，而且随后有利于指导编码员选择适当的编码。

1990 年，世界卫生大会通过了一个建议，即各国应该考虑在死亡证明书上包括关于近期妊娠和在死前一年之内的妊娠问题。

4.1.4 为死亡制表选择根本死亡原因的步骤

当只有一个死亡原因被记录时，就用这个原因制表。

当不止一个死亡原因被记录时，选择根本原因的第一步就是通过应用总原则或选择规则 1、2 和 3 去确定在证明书第 I 部分中最低一行占用线上特有的起始前因。

在某些情况下，为表达列表中的根本原因，ICD 容许起始前因被不止一个适合的情况所代替。例如，有些类目是用于一些情况的组合，或者可能有压倒一切的流行病学理由需要比证明书上的其他情况优先考虑。

下一步当然是去确定是否要应用处理上述情况的一条或多条修饰规则 A-F（见第 4.1.9 节）。制表用的最后编码号就是根本原因的编码。

当起始前因是一个可分类于第十九章的损伤或外因的其他效应时，引起该情况的事件应被选为制表的根本原因并编码于 V01-Y89。损伤或效应的编码可以用作附加编码。

4.1.5 起始前因的选择规则

顺序

“顺序”一词是指记入第 I 部分逐行上的两个或多个情况，每个情况都是记在其上行之另一情况可接受的原因。

例 1：I（a）食道静脉曲张出血
（b）门静脉高压
（c）肝硬变
（d）乙型肝炎

如果在证明书的一行上存在一个以上的死亡原因，则可能有超过一个的报告顺序。在下面的例子中报告了四个顺序：

例 2：I（a）昏迷
（b）心肌梗死和脑血管意外
（c）动脉粥样硬化　高血压

其顺序是：

- 动脉粥样硬化（导致）心肌梗死（导致）昏迷；
- 动脉粥样硬化（导致）脑血管意外（导致）昏迷；
- 高血压（导致）心肌梗死（导致）昏迷；
- 高血压（导致）脑血管意外（导致）昏迷；

总原则

总原则指出当证明书上列入不止一个情况时，应选择单独列在第Ⅰ部分最低一行占用线上的那个情况，只要它能够引起列在其上的所有情况。

选择规则

规则 1. 如果总原则不适用，但存在一个终结于证明书上首先列入之情况的报告顺序，则选择该顺序的起始原因。如果存在不止一个终结于首先提及之情况的顺序，则选择第一个提及顺序的起始原因。

规则 2. 如果不存在终结于证明书上首先列入之情况的报告顺序，则选择首先提及的情况。

规则 3. 如果按照总原则、规则 1 或规则 2 所选择的情况明显为另一报告情况的直接后果，不管该情况处于第Ⅰ部分或第Ⅱ部分，均选择这个原始的情况。

4.1.6 对选择规则的一些考虑

在一份正确完整的证明书上，起始前因将被单独列入第Ⅰ部分最低一行占用线上，而如有任何其他情况，作为这个最初原因引起的后果，均应列在它上面，每行一个情况，按因果顺序依次向上。

例 3：Ⅰ（a）尿毒症
（b）肾盂积水
（c）尿潴留
（d）前列腺肥大

例 4：Ⅰ（a）支气管肺炎
（b）慢性支气管炎
Ⅱ 慢性心肌炎

因此，在一份正确完整的证明书上，将应用总原则。但是，即使证明书没有被恰当地完成，只要单独列在第Ⅰ部分最低一行占用线上的情况能够引起列在其上的所有情况，哪怕列在其上的情况没有按照正确的因果顺序填写，仍可使用总原则。

例 5：Ⅰ（a）全身性转移 5 周
（b）支气管肺炎 3 天
（c）肺癌 11 月

当在第Ⅰ部分最低一行占用线上列入的情况不止一个时，或如果列入的单一情况不能引起列在其上的所有情况的话，则不能应用总原则。尽管在规则的结尾给出了对不同顺序可接受性的指导，但应牢记医学证明人的陈述反映了关于导致死亡的各种情况及其相互关系的直接报告意见，不应轻易忽视这个意见。

当不能应用总原则时，应尽可能从证明人那里寻求对证明书的解释，因为选择规则多少都有些武断而且并非总能导致对根本原因满意的选择。然而当无法得到进一步解释时，则必须应用选择规则。只有当证明书上存在一个终结于证明书上首先列入之情况的报告顺序时，才能应用规则1。如果找不到这样一个顺序，则应用规则2并选择首先列入的情况。

然而，按上述规则选择的情况可能是另一情况的明显后果，而该情况没有按与它的正确因果关系所报告，例如，被记入第Ⅱ部分或第Ⅰ部分的同一行上。如果是这样的话，则应用规则3并选择最早的原始情况。不过，只有在两种情况之间的因果关系没有疑问时才可以应用；如果证明人一报告，就接受它们之间的因果关系，那还是不够的。

4.1.7 总原则和选择规则的举例

总原则

当证明书上列入不止一个情况时，应选择单独列在第Ⅰ部分最低一行占用线上的那个情况，只要它能够引起列在其上的所有情况。

例6：Ⅰ（a）肺脓肿
（b）大叶性肺炎
选择大叶性肺炎(J18.1)。

例7：Ⅰ（a）肝功能衰竭
（b）胆管梗阻
（c）胰头癌
选择胰头癌(C25.0)。

例8：Ⅰ（a）脑出血
（b）高血压
（c）慢性肾盂肾炎
（d）前列腺腺瘤
选择前列腺腺瘤(D29.1)。

例9：Ⅰ（a）外伤性休克
（b）多发性骨折
（c）行人被卡车撞伤(交通事故)
选择行人被卡车撞伤(V04.1)。

例10：Ⅰ（a）支气管肺炎
Ⅱ 继发性贫血和慢性淋巴性白血病
选择支气管肺炎。但也可应用规则3；见例26。

规则 1

如果总原则不适用，但存在一个终结于证明书上首先列入之情况的报告顺序，则选择该顺序的起始原因。如果存在不止一个终结于首先提及之情况的顺序，则选择第一个提及顺序的起始原因。

例 11：Ⅰ（a）支气管肺炎

（b）脑梗死和高血压心脏病

选择脑梗死（I63.9）。存在两个终结于证明书上首先列入之情况的报告顺序；由于脑梗死引起支气管肺炎和由于高血压心脏病引起支气管肺炎。选择第一个提及顺序的起始原因。

例 12：Ⅰ（a）食管静脉曲张和充血性心力衰竭

（b）慢性风湿性心脏病和肝硬变

选择肝硬变（K74.6）。终结于证明书上首先列入之情况的顺序是由于肝硬变引起食管静脉曲张。

例 13：Ⅰ（a）急性心肌梗死

（b）动脉粥样硬化性心脏病

（c）流行性感冒

选择动脉粥样硬化性心脏病。终结于证明书上首先列入之情况的报告顺序是由于动脉粥样硬化性心脏病引起急性心肌梗死，但也可以应用修饰规则 C；见例 45。

例 14：Ⅰ（a）心包炎

（b）尿毒症和肺炎

选择尿毒症。存在两个终结于证明书上首先列入之情况的报告顺序；由于尿毒症引起心包炎，以及由于肺炎引起心包炎。选择第一个提及顺序的起始原因。但也可以应用修饰规则 D；见例 60。

例 15：Ⅰ（a）脑梗死和坠积性肺炎

（b）高血压和糖尿病

（c）动脉粥样硬化

选择动脉粥样硬化。存在两个终结于证明书上首先列入之情况的报告顺序；由于动脉粥样硬化引起高血压又引起脑梗死，以及由于糖尿病引起脑梗死。选择第一个提及顺序的起始原因。但也可以应用修饰规则 C；见例 46。

规则 2

如果不存在终结于证明书上首先列入之情况的报告顺序，则选择首先提及的情况。

例 16：Ⅰ（a）恶性贫血和足坏疽

（b）动脉粥样硬化

选择恶性贫血（D51.0）。不存在终结于证明书上首先列入之情况的报告顺序。

例 17：Ⅰ（a）风湿性和动脉粥样硬化性心脏病

选择风湿性心脏病（I09.9）。不存在报告顺序；两种情况处于同一行上。

例 18：Ⅰ（a）胰腺纤维囊性病

（b）支气管炎和支气管扩张

选择胰腺纤维囊性病（E84.9）。不存在报告顺序。

例 19：Ⅰ（a）衰老和坠积性肺炎

（b）类风湿性关节炎

选择衰老。存在一个报告顺序-由于类风湿性关节炎引起的坠积性肺炎-但未终结于证明书上首先列入之情况。但也可以应用修饰规则 A；见例 33。

例 20：Ⅰ（a）滑液囊炎和溃疡性结肠炎

选择滑液囊炎。不存在报告顺序。但也可以应用修饰规则 B；见例 41。

例 21：Ⅰ（a）急性肾炎，猩红热

选择急性肾炎。不存在报告顺序。但也可以应用规则 3；见例 28。

规则 3

如果按照总原则、规则 1 或规则 2 所选择的情况明显为另一报告情况的直接后果，不管该情况处于第Ⅰ部分或第Ⅱ部分，均选择这个原始的情况。

另一情况的假定直接后果

当报告了可分类在 C46.-或 C81-C96 的卡波西肉瘤、柏基特瘤以及淋巴、造血和有关组织的任何其他恶性肿瘤时，都应认为是人类免疫缺陷病毒（HIV）病的直接后果。对其他类型的恶性肿瘤不应做这样的假定。可分类在 A00-B19、B25-B49、B58-B64、B99 或 J12-J18 的任何感染性疾病都应认为是报告的人免疫缺陷病毒（HIV）病的直接后果。

某些手术后并发症（肺炎（任何类型）、出血、血栓性静脉炎、栓塞、血栓形成、败血症、心脏停搏、肾衰竭（急性）、吸入、肺不张及梗死）都可以认为是手术的直接后果，除非外科手术是在死前四周或更早进行的。

心力衰竭（I50.-）和未特指的心脏病（I51.9）应认为是其他心脏疾病的一种明显后果。

肺水肿（J81）可以认为是心脏病（包括肺源性心脏病），影响肺实质的情况如肺部感染、吸引、呼吸窘迫综合征、高海拔及循环系中毒，引起液体过剩的情况如肾衰竭和血白蛋白减少，影响呼吸循环的先天异常如先天性肺静脉狭窄等疾病的一种明显后果。

未特指的大叶性肺炎（J18.1）可以认为是酒精依赖（F10.2）的明显后果。任何编码在 J12-J18 的肺炎都可以认为是免疫系统受损的明显后果。编码在 J15.0-J15.6、J15.8-J15.9、J16.8、J18.0 和 J18.2-J18.9 的肺炎可以认为是消耗性疾病（如恶性肿瘤和营养不良）、引起麻痹的疾病（如脑出血或血栓）以及严重的呼吸器官疾病、传染病和严重损伤的明显后果。编码在 J15.0-J15.6、J15.8-J15.9、J16.8、J18.0、J18.2-J18.9、J69.0 和 J69.8 的肺炎可以认为是影响吞咽过程之情况的明显后果。J18.-的肺炎（除外大叶性肺炎）报告伴有不活动或活动度降低应编码到 J18.2。其他常见的继发性情况（如肺栓塞、褥疮和膀胱炎）可以认为是消耗性疾病（如恶性肿瘤和营养不良）、引起麻痹的疾病（如脑出血或血栓）以及传染病和严重损伤的明显后果。然而，不应把这些继发性情况看作是呼吸器官疾病的明显后果。

【注】 有关情况的列表可以从世界卫生组织网站获得。

下列条目的情况可以认为是列在“消耗性和麻痹性疾病”列表之情况的明显后果(见表1)。在条目后标有“可能”之情况只有在它们符合表中最后一列为编码设置的必备条件的注解时才可以认为是列在“消耗性和麻痹性疾病”列表之情况的明显后果。

表 1.“消耗性和麻痹性疾病”的明显后果

编码	条目	条件	符合度
I26.0- I26.9	肺动脉栓塞		
I74.2-I74.4	四肢动脉栓塞和血栓形成		
I80.1-I80.3	下肢的静脉炎和血栓静脉炎		
I80.9	未特指部位的静脉炎和血栓静脉炎		
I82.9	未特指的静脉栓塞和血栓形成		
K55.0	肠急性血管疾患	可能	在 K55.0 的情况必须被特指为一种栓塞
K56.4	肠的其他嵌塞		
K59.0	便秘		
L89	褥疮		
N10-N12	肾小管-间质性肾炎	可能	引起麻痹或膀胱控制无力的疾病
N28.0	肾缺血和肾梗死	可能	在 N28.0 的情况必须被特指为一种肾动脉的栓塞

描述或限定为“栓塞性”的疾病都可以假定是静脉血栓形成、静脉炎或血栓性静脉炎、瓣膜性心脏病、分娩或任何手术的直接后果。

然而，从血栓形成到栓塞的地点必须存在清楚的路线。因此，静脉血栓形成或血栓性静脉炎可能引起肺栓塞。在心脏左侧(例如二尖瓣或主动脉瓣)形成的血栓或由于心房纤颤形成的血栓可能引起身体循环系统动脉的栓塞。同样，在心脏右侧瓣膜(三尖瓣或肺动脉瓣)附近形成的血栓可能引起肺动脉的栓塞。另外，如果存在心间隔缺损的话，在心脏左侧形成的血栓可以进入右侧。

全身循环系统的动脉栓塞可以认为是心房纤颤的明显后果。当报告由于心房纤颤引起肺动脉栓塞时，可以接受这样的顺序。然而，不应把肺动脉栓塞看作是心房纤颤引起的明显后果。

未提及具体原因的痴呆可以认为是典型的涉及不可逆脑损害之情况的后果。然而，当已知具体原因时，应把可能导致不可逆脑损害之唯一的情况接受为痴呆的原因，即使不可逆脑损害不是该情况的典型特征也应如此。

任何描述为继发性的疾病都可以假定是列在证明书上最可能的原发原因的直接后果。

继发性或未特指的贫血、营养不良、消瘦或恶病质都可以假定是任何恶性肿瘤、麻痹性疾病或自理能力受到限制的疾病，包括痴呆和神经系统的退行性疾病的一个后果。

任何肾盂肾炎都可以假定是由于像前列腺增生或输尿管狭窄这样的情况造成的泌尿系梗阻的一个后果。

肾炎综合征可以假定是任何链球菌感染(猩红热、链球菌性咽喉痛等)的一个后果。假如没有迹象表明在泌尿道感染以前就存在肾衰竭的话，急性肾功能衰竭可以假定是泌尿道感染的一个明显后果。

脱水可以假定是任何肠道传染病的一个后果。

对某一器官的手术可以认为是证明书上任何地方所报告同一器官的任何外科情况(如恶性肿瘤或损伤)的直接后果。

出血可以认为是抗凝血剂中毒或过量的一个明显后果。然而，不应把出血看作是未提及中毒或过量的抗凝血疗法引起的明显后果。

例22：Ⅰ（a）卡波西肉瘤
Ⅱ 艾滋病
选择导致卡波西肉瘤的HIV病(B21.0)。

例23：Ⅰ（a）卵巢癌
Ⅱ HIV病
选择卵巢的恶性肿瘤(C56)。

例24：Ⅰ（a）结核病
Ⅱ HIV病
选择导致分枝杆菌感染的HIV病(B20.0)。

例25：Ⅰ（a）脑弓形体病和带状疱疹
（b）柏基特淋巴瘤，HIV病
选择导致可分类在他处的多发性疾病的HIV病(B22.7)。按照规则2选择的脑弓形体病可以认为是HIV病的直接后果。

例26：Ⅰ（a）支气管肺炎
Ⅱ 继发性贫血和慢性淋巴性白血病
选择慢性淋巴性白血病(C91.1)。按照总原则选择的支气管肺炎(见例10)和继发性贫血两种病都可以认为是慢性淋巴性白血病的直接后遗症。

例27：Ⅰ（a）脑出血
（b）高血压
（c）慢性肾盂肾炎和前列腺性梗阻
选择前列腺性梗阻(N40)。按照规则1选择的慢性肾盂肾炎可以认为是前列腺性梗阻的直接后遗症。

例28：Ⅰ（a）急性肾炎，猩红热
选择猩红热(A38)。按照规则2选择的急性肾炎(见例21)可以认为是猩红热的直接后遗症。

例29：Ⅰ（a）肾切除术
Ⅱ 肾明细胞癌
选择肾明细胞癌(C64)。毫无疑问，肾切除术是对肾的恶性肿瘤所实行的。

例 30：Ⅰ（a）急性贫血
（b）呕血
（c）食道静脉出血
（d）门静脉高压
Ⅱ 肝硬化
选择肝硬化(K74.6)。按照总原则选择的门静脉高压可以认为是肝硬化的直接后果。

例 31：Ⅰ（a）坠积性肺炎，脑出血和乳房癌
选择脑出血(I61.9)。按照规则 2 选择的坠积性肺炎可以认为是所报告的另外两个情况的直接后遗症；故选择首先提及者。

例 32：Ⅰ（a）肺梗死
Ⅱ 三周前对肺癌实行了左肺切除术
选择肺癌(C34.9)。

4.1.8 被选择原因的修饰

选择的死亡原因对于制表来说不一定是最有用和信息丰富的情况。例如，如果选择了衰老或像高血压、动脉粥样硬化这样的一些全身性疾病，这并不比选择一个临床表现、老龄化或疾病的结果更有用。有时有必要对选择加以修饰以符合分类的需要，它既可以对联合报告的两个或多个原因采用一个单一的编码也可以当一个具体的原因和某些其他情况同时报告时对其加以优先选择。

下面的修饰规则旨在改进死亡数据的有用性和精确性，而且应该应用在起始前因的选择之后。选择和修饰的相互联系过程已被分别加以阐明。

某些修饰规则需要进一步应用选择规则，这对于有经验的编码人员来说是不困难的，但重要的是要完成选择、修饰以及必要时再选择的过程。在应用选择规则后，还要应用选择规则 3。

4.1.9 修饰规则

规则 A. 衰老和其他不明确情况

当选择的原因是不明原因而在证明书上报告了另一种可以归类在他处的情况时应重新选择死因，就好像不明原因的情况未曾报告那样，除非这些情况能够用于修饰编码才加以考虑。下面的情况可以看作是不明原因：I46.9(心脏停搏，未特指)；I95.9(低血压，未特指)；I99(循环系统其他和未特指的疾患)；J96.0(急性呼吸衰竭)；J96.9(呼吸衰竭，未特指)；P28.5(新生儿呼吸衰竭)；R00-R94 或 R96-R99(症状、体征和临床与实验室异常所见，不可归类在他处者)。注意 R95(婴儿猝死综合征)不被看作是不明原因。

如果报告在证明书上的所有其他情况都是不明原因或琐细情况，则不再重新选择死因，即，不应用规则 A。

规则 B. 琐细情况

当选择的原因是一个不大可能引起死亡的琐细情况，而又报告了一个更严重的情况(除了不明原因或另一个琐细情况以外的任何情况)，则重新选择根本原因，就好像琐细情况未曾报告那样。如果死亡是治疗琐细情况的一个有害反应的结果，则选择这个有害反应。

当一个琐细情况被报告为引起任何其他情况，则不要抛弃琐细情况，即，规则 B 不适用。

规则 C. 联系

当选择的原因与分类中的一个条款或与证明书上用于伴有一个或多个其他情况时的根本死因编码的注释有联系时，则编码到联合情况。

当联系条款仅适用于一种特指为由另一个情况所引起的情况的联合时，则只有当正确的因果关系被陈述或能够通过应用选择规则而推断时才编码到联合情况。

当在联系中发生矛盾时，应与之建立联系的那个情况是指假如未报告最初选择之原因的话，本来应选择的情况。允许作出任何进一步的适当联系。

规则 D. 特异性

当选择的原因以一般性术语描述了一种情况，而在证明书上用一个术语提供了这个情况在部位和性质方面更精确的信息，则优先采用这个信息更丰富的术语。这条规则常用于当一般性术语作为形容词去限定更精确术语时。

规则 E. 疾病的早期和晚期阶段

当选择的原因是一个疾病的早期阶段，而在证明书上还报告了同一个疾病的较晚阶段，则编码到较晚阶段。本规则不适用于一个“慢性”型被报告为由于一个“急性”型所引起的情况，除非在分类中对此效应给予了特殊的说明。

规则 F. 后遗症

当选择的原因是在本分类中提供有独立的“……的后遗症”类目的某种情况的早期形式，而且有证据表明死亡是由于这种情况的残余影响所致而不是在它的活动期，则编码到适当的“……的后遗症”类目。

“……的后遗症”类目如下：B90-B94，E64.-，E68，G09，I69，O97 和 Y85-Y89。

4.1.10 修饰规则的举例

规则 A. 衰老和其他不明确情况

当选择的原因是不明原因而在证明书上报告了另一种可以归类在他处的情况时应重新选择死因，就好像不明原因的情况未曾报告那样，除非这些情况能够用于修饰编码才加以考虑。下面的情况可以看作是不明原因：I46.9（心脏停搏，未特指）；I95.9（低血压，未特指）；I99（循环系统其他和未特指的疾患）；J96.0（急性呼吸衰竭）；J96.9（呼吸衰竭，未特指）；P28.5（新生儿呼吸衰竭）；R00-R94 或 R96-R99（症状、体征和临床与实验室异常所见，不可归类在他处者）。注意 R95（婴儿猝死综合征）不被看作是不明原因。

如果报告在证明书上的所有其他情况都是不明原因或琐细情况，则不再重新选择死因，即，不应用规则 A。

例 33：Ⅰ(a) 衰老和坠积性肺炎
　　　　(b) 类风湿性关节炎
编码到类风湿性关节炎(M06.9)。不理会按照规则 2（见例 19）选择的衰老，而应用总原则。

例 34：Ⅰ(a) 贫血
　　　　(b) 脾大
编码到脾大性贫血(D64.8)。不理会按照总原则选择的脾大，但它可以修饰编码。

例 35：Ⅰ(a) 心肌变性和肺气肿
　　　　(b) 衰老
编码到心肌变性(I51.5)。不理会按照总原则选择的衰老，而应用规则 2。

例 36：Ⅰ(a) 咳嗽和呕血
编码到呕血(K92.0)。不理会按照规则 2 选择的咳嗽。

例 37：Ⅰ(a) 终末期肺炎
　　　　(b) 扩散性坏疽和脑血管梗死
编码到脑血管梗死(I63.9)。不理会按照规则 1 选择的坏疽，而应用总原则。

规则 B. 琐细情况

(A) 当选择的原因是一个不大可能引起死亡的琐细情况，而又报告了一个更严重的情况（除了不明原因或另一个琐细情况以外的任何情况），则重新选择根本原因，就好像琐细情况未曾报告那样。

例 38：Ⅰ(a) 龋牙
　　　Ⅱ　　 糖尿病
编码到糖尿病(E14.9)。不理会按照总原则选择的龋牙。

例 39：Ⅰ(a) 嵌甲和急性肾衰竭
编码到急性肾衰竭(N17.9)。不理会按照规则 2 选择的嵌甲。

（B）如果死亡是治疗琐细情况的一个有害反应的结果，则选择这个有害反应。

例 40：Ⅰ（a）手术中出血

（b）扁桃体切除术

（c）扁桃体肥大

编码到对按照总原则选择的扁桃体肥大进行治疗的有害反应。

（C）当一个琐细情况被报告为引起任何其他情况，则不要抛弃琐细情况，即，规则 B 不适用。

例 41：Ⅰ（a）败血症

（b）脓疱性皮炎

编码到脓疱性皮炎(L01.0)。不要抛弃按照总原则选择的琐细情况，因为它被作为另一个情况的原因报告。

例 42：Ⅰ（a）呼吸功能不全

（b）上呼吸道感染

编码到上呼吸道感染(J06.9)。不要抛弃按照总原则选择的琐细情况，因为它被作为另一个情况的原因报告。

规则 C. 联系

当选择的原因与分类中的一个条款或与证明书上用于伴有一个或多个其他情况时的根本死因编码的注释有联系时，则编码到联合情况。

当联系条款仅适用于一种特指为由另一个情况所引起的情况的联合时，则只有当正确的因果关系被陈述或能够通过应用选择规则而推断时才编码到联合情况。

当在联系中发生矛盾时，应与之建立联系的那个情况是指假如未报告最初选择之原因的话，本来应选择的情况。允许作出任何进一步的适当联系。

例 43：Ⅰ（a）肠梗阻

（b）股疝

编码到伴有梗阻的股疝(K41.3)。

例 44：Ⅰ（a）右束支传导阻滞和查加斯病

编码到累及心脏的查加斯病(B57.2)。按照规则 2 选择的右束支传导阻滞与查加斯病建立联系。

例 45：Ⅰ（a）急性心肌梗死

（b）动脉粥样硬化性心脏病

（c）流行性感冒

编码到急性心肌梗死(I21.9)。按照规则 1 选择的动脉粥样硬化性心脏病(见例 13)与急性心肌梗死建立联系。

例 46：Ⅰ（a）脑梗死和坠积性肺炎

（b）高血压和糖尿病

（c）动脉粥样硬化

编码到脑梗死(I63.9)。按照规则 1 选择的动脉粥样硬化(见例 15)与高血压建立联系，这种联系本身又与脑梗死建立联系。

例 47：Ⅰ（a）心脏扩张和肾硬化

（b）高血压

编码到高血压心脏和肾脏病(I13.9)。所有三种情况联合在一起。

例 48：Ⅰ（a）卒中

（b）动脉粥样硬化和高血压心脏病

编码到高血压心脏病(I11.9)。按照规则 1 选择的动脉粥样硬化与高血压心脏病建立联系，因为假如未报告动脉粥样硬化的话，本来就应按照总原则选择高血压心脏病。

例 49：Ⅰ（a）卒中和高血压心脏病

（b）动脉粥样硬化

编码到卒中(I64)。按照总原则选择的动脉粥样硬化与卒中建立联系，因为假如未报告动脉粥样硬化的话，本来就应按照规则 2 选择这个情况。

例 50：Ⅰ（a）继发性红细胞增多症

（b）肺气肿

（c）支气管炎

编码到梗阻性慢性支气管炎(J44.8)。按照总原则选择的慢性支气管炎与肺气肿建立联系。

例 51：Ⅰ（a）心脏扩张

（b）高血压

Ⅱ 肾萎缩

编码到高血压心脏和肾脏病(I13.9)。所有三种情况联合在一起。

例 52：Ⅰ（a）（吸入性）支气管肺炎

（b）惊厥

（c）结核性脑膜炎

Ⅱ 肺结核病

编码到肺结核病(A16.2)。当提及伴有肺结核病时，则不使用按照总原则选择的结核性脑膜炎。

例 53：Ⅰ（a）枕骨骨折

（b）在癫痫性惊厥后跌倒

编码到癫痫性惊厥(G40.9)。按照规则 1 选择的跌倒与癫痫性惊厥建立联系。

例 54：Ⅰ（a）心脏停搏
Ⅱ 查加斯病
编码到累及心脏的查加斯病(B57.2)。按照总原则选择的心脏停搏与查加斯病建立联系。

例 55：Ⅰ（a）卡氏肺囊虫性肺炎
（b）HIV
编码到 B20.6。按照总原则选择的 HIV 与卡氏肺囊虫性肺炎联系起来。

例 56：Ⅰ（a）呼吸衰竭
（b）HIV
编码到 B24。呼吸衰竭属于不明原因的情况，不与类目 B20-B23 的任何情况建立联系。

规则 D. 特异性

当选择的原因以一般性术语描述了一种情况，而在证明书上用一个术语提供了这个情况在部位和性质方面更精确的信息，则优先采用这个信息更丰富的术语。这条规则常用于当一般性术语作为形容词去限定更精确术语时。

例 57：Ⅰ（a）脑梗死
（b）脑血管意外
编码到脑梗死(I63.9)。

例 58：Ⅰ（a）风湿性心脏病，二尖瓣狭窄
编码到风湿性二尖瓣狭窄(I05.0)。

例 59：Ⅰ（a）脑膜炎
（b）结核病
编码到结核性脑膜炎(A17.0)。这些情况以正确的因果关系所陈述。

例 60：Ⅰ（a）妊娠中严重的高血压
Ⅱ 子痫惊厥
编码到妊娠子痫(O15.0)。

例 61：Ⅰ（a）主动脉动脉瘤
（b）梅毒
编码到梅毒性主动脉动脉瘤(A52.0)。这些情况以正确的因果关系所陈述。

例 62：Ⅰ（a）心包炎
（b）尿毒症和肺炎
编码到尿毒症性心包炎(N18.8)。按照规则 1 选择的尿毒症(见例 14)修饰心包炎。

规则 E. 疾病的早期和晚期阶段

当选择的原因是一个疾病的早期阶段，而在证明书上还报告了同一个疾病的较晚阶段，则编码到较晚阶段。本规则不适用于对一个“慢性”形式被报告为由于一个“急性”形式所引起的效应，除非在分类中对此给予了特殊的说明。

例 63：Ⅰ（a）三期梅毒
（b）初期梅毒
编码到三期梅毒(A52.9)。

例 64：Ⅰ（a）妊娠期子痫
（b）子痫前期
编码到妊娠期子痫(O15.0)。

例 65：Ⅰ（a）慢性心肌炎
（b）急性心肌炎
编码到急性心肌炎(I40.9)。

例 66：Ⅰ（a）慢性肾炎
（b）急性肾炎
编码到未特指的慢性肾炎(N03.9)，因为对此结果给予了特殊的说明(见注释)。

规则 F. 后遗症

当选择的原因是在本分类中提供有独立的“……的后遗症”类目的某种情况的早期形式，而且有证据表明死亡是由于这种情况的残余影响所致而不是在它的活动期，则编码到适当的“……的后遗症”类目。

“……的后遗症”类目如下：B90-B94，E64.-，E68，G09，I69，O97 和 Y85-Y89。

例 67：Ⅰ（a）肺纤维化
（b）陈旧性肺结核病
编码到呼吸道结核病的后遗症(B90.9)。

例 68：Ⅰ（a）支气管肺炎
（b）脊柱弯曲
（c）儿童佝偻病
编码到佝偻病的后遗症(E64.3)。

例 69：Ⅰ（a）脑积水
（b）结核性脑膜炎
编码到结核性脑膜炎的后遗症(B90.0)。

例 70：Ⅰ（a）坠积性肺炎
（b）偏瘫
（c）脑血管意外(10 年)
编码到脑血管意外的后遗症(I69.4)。

例 71：Ⅰ（a）慢性肾炎
（b）猩红热
编码到其他特指的传染病和寄生虫病的后遗症(B94.8)。对肾炎作为慢性的描述意味着猩红热已不再处于它的活动期。

4.1.11 对用于根本死因编码的注释

下面的注释常指明，如果左手一栏所指出的暂时选择的编码，与列在它下面的一种情况共同存在，则采用以粗体显示的编码。有两种联合的类型：

"伴有提及……"意味着其他情况可以出现在证明书的任何地方；

"当报告为……的初始前因时"意味着其他情况必须以一个正确的因果关系出现或被指出是"由于"该初始前因所引起。

A00-B99　某些传染病和寄生虫病

除外人免疫缺陷病毒［HIV］病(B20-B24)，当报告为恶性肿瘤的初始前因时，编码到 **C00-C97**。

A15.-　呼吸道结核，经细菌学和组织学证实

A16.-　呼吸道结核，未经细菌学或组织学所证实

伴有提及……：

J60-J64(肺尘埃沉着病)，编码到 **J65**。

A17.-　神经系统的结核

A18.-　其他器官的结核

伴有提及……：

A15 或 A16(呼吸道结核)，编码到 **A15**、**A16**，除非报告为 A15.-或 A16.-情况的初始前因并具有特指超过这些情况的病程。

A39.2　急性脑膜炎球菌血症

A39.3　慢性脑膜炎球菌血症

A39.4　未特指的脑膜炎球菌血症

伴有提及……：

A39.0(脑膜炎球菌性脑膜炎)，编码到 **A39.0**

A39.1(沃-弗综合征)，编码到 **A39.1**

A40.-　链球菌性败血症

A41.-　其他败血症

A46　丹毒

当它们伴随在一个表浅性损伤(在 S00、S10、S20、S30、S40、S50、S60、S70、S80、S90、T00、T09.0、T11.0 中的任何情况)或一度烧伤之后时，编码到这些疾病；当它们伴随在一个更严重的损伤之后时，编码到损伤的外因。

B16　急性乙型肝炎

B17　其他急性病毒性肝炎

当报告为……的初始前因时：

K72.1(慢性肝衰竭)，编码到 **B18.-**

K74.0-K74.2，K74.4-K74.6(肝纤维化和硬变)，编码到 **B18.-**

B20-B24 **人类免疫缺陷病毒[HIV]病**

报告为 HIV 感染并发症的临死的方式、不明原因以及琐细情况，不要与类目 B20-B23 建立联系，除非在第三卷中对此影响给出一个具体的条目。

可分类到同一类目的两个或多个亚目的情况应编码到相关类目（**B20** 或 **B21**）的 .7 亚目。需要时，可以使用来自 **B20-B24** 节中的附加编码以特指所列出的各个情况。

B22.7 **人类免疫缺陷病毒[HIV]病造成的分类于他处的多种疾病**

当证明书上列出了可分类于 B20-B22 中两个或多个类目的情况时，应使用这个亚目。需要时，可以使用来自 **B20-B24** 节中的附加编码以特指所列出的各个情况。

B95-B97 **细菌性、病毒性和其他传染性病原体**

不用于根本死因编码。

D50-D89 **血液及造血器官疾病和涉及免疫机制的某些疾患**

作为……的原因：

B20-B24 人类免疫缺陷病毒[HIV]病，而且在证明书中指出 HIV 病是治疗上述起源情况时被输血造成的结果，则编码到 **B20-B24**。

E86 **血容量缺失**

伴有提及……：

A00-A09（肠道传染病），编码到 **A00-A09**

E89.- **操作后内分泌和代谢紊乱，不可归类在他处者**

不用于根本死因编码。见第 4.2.6 节，手术。

F03-F09 **器质性(包括症状性)精神障碍**

如果根本性躯体情况已知的话，则不使用此编码。

F10-F19 **使用精神活性物质引起的精神和行为障碍**

伴有提及……：

X40-X49 有毒物质的意外中毒及暴露于该物质下，编码到 **X40-X49**

X60-X69 有毒物质的故意自毒及暴露于该物质下，编码到 **X60-X69**

X85-X90 用有毒物质进行加害，编码到 **X85-X90**

Y10-Y19 中毒及暴露于药物、化学和毒性物质，编码到 **Y10-Y19**

第四位数 .0(急性中毒)，编码到 **X40-X49**，**X60-X69**，**X85-X90** 或 **Y10-Y19**

第四位数 .5(精神病性障碍)伴有提及依赖综合征(.2)时，编码到 **F10-F19** 伴有第四位数 **.2**。

F10.- **使用酒精引起的精神和行为障碍**

伴有提及……：

E24.4 （酒精性库欣综合征），编码到 **E24.4**

G31.2 （酒精性神经系统变性），编码到 **G31.2**

G62.1 （酒精性多神经病），编码到 **G62.1**

G72.1 （酒精性肌病），编码到 **G72.1**

I42.6 （酒精性心肌病），编码到 **I42.6**

K29.2 （酒精性胃炎），编码到 **K29.2**

K70.- （酒精性肝病），编码到 **K70.-**

K72 （肝衰竭，不可归类在他处者），编码到 **K70.4**

K73 （慢性肝炎，不可归类在他处者），编码到 **K70.1**

K74.0 （肝纤维化），编码到 **K70.2**

K74.1 （肝硬化），编码到 **K70.2**

K74.2 （肝纤维化伴有肝硬化），编码到 **K70.2**

K74.6 （其他和未特指的肝硬变），编码到 **K70.3**

K75.9 （炎性肝脏疾病，未特指），编码到 **K70.1**

K76.0 （脂肪肝，不可归类在他处者），编码到 **K70.0**

K76.9 （肝病，未特指），编码到 **K70.9**

K85.2 （酒精性急性胰腺炎），编码到 **K85.2**

K86.0 （酒精性慢性胰腺炎），编码到 **K86.0**

O35.4 （为酒精所致胎儿的（可疑）损害给予的孕产妇医疗），编码到 **O35.4**

F10.2 **使用酒精引起的依赖综合征**

伴有提及……：

F10.4、F10.6、F10.7 伴有谵妄的戒断状态、遗忘综合征、残留性和迟发性精神病性障碍，编码到 **F10.4**、**F10.6**、**F10.7**

F17.- **使用烟草引起的精神和行为障碍**

如果结果性躯体情况已知的话，则不使用此编码。

F70-F79 **精神发育迟缓**

如果根本性躯体情况已知的话，则不使用此编码。

G25.5 **其他舞蹈症**

伴有提及……：

I00-I02 （急性风湿热），编码到 **I02.-**

I05-I09 （慢性风湿性心脏病），编码到 **I02.-**

G81.- **偏瘫**

G82.- **截瘫和四肢瘫**

G83.- **其他麻痹［瘫痪］综合征**

如果麻痹的原因已知的话，则不使用此编码。

G97.- **神经系统的操作后疾患，不可归类在他处者**

不用于根本死因编码。见第 4.2.6 节，手术。

H54.- **视力缺损**

如果前期情况已知的话，则不使用此编码。

H59.- **眼和附器的操作后疾患，不可归类在他处者**

不用于根本死因编码。见第 4.2.6 节，手术。

H90.- **传导性和感音神经性听觉丧失**

H91.- **其他听觉丧失**

如果前期情况已知的话，则不使用此编码。

H95.- **耳和乳突的操作后疾患，不可归类在他处者**

不用于根本死因编码。见第4.2.6节，手术。

I05.8 **其他二尖瓣疾病**

I05.9 **未特指的二尖瓣疾病**

当未特指原因伴有提及……：

I34.- （非风湿性二尖瓣疾患），编码到 **I34.-**

I08 **多个心瓣膜疾病**

不用于对具体但非风湿性起源的多个心瓣膜疾病。当在同一死亡证明书上报告非风湿性起源的多个心瓣膜疾病时，应按正常方式应用总原则或规则1、2、3去选择根本死因。

I09.1 **瓣膜未特指的风湿性心内膜疾病**

I09.9 **未特指的风湿性心脏病**

伴有提及……：

I05-I08 （慢性风湿性心脏病），编码到 **I05-I08**

I10 **特发性(原发性)高血压**

伴有提及……：

I11.- （高血压心脏病），编码到 **I11.-**

I12.- （高血压肾脏病），编码到 **I12.-**

I13.- （高血压心脏和肾脏病），编码到 **I13.-**

I20-I25 （缺血性心脏病），编码到 **I20-I25**

I60-I69 （脑血管病），编码到 **I60-I69**

N00.- （急性肾炎综合征），编码到 **N00.-**

N01.- （急进型肾炎综合征），编码到 **N01.-**

N03.- （慢性肾炎综合征），编码到 **N03.-**

N04.- （肾病综合征），编码到 **N04.-**

N05.- （未特指的肾炎综合征），编码到 **N05.-**

N18.- （慢性肾衰竭），编码到 **I12.-**

N19 （未特指的肾衰竭），编码到 **I12.-**

N26 （未特指的肾挛缩），编码到 **I12.-**

当报告为……的初始前因时：

H35.0 （背景性视网膜病和其他血管改变），编码到 **H35.0**

I05-I09 （可分类于I05-I09但未特指为风湿性的情况），编码到 **I34-I38**

I34-I38 （非风湿性瓣膜疾患），编码到 **I34-I38**

I50.- （心力衰竭），编码到 **I11.0**

I51.4-I51.9 （心脏病的并发症和不明确表述），编码到 **I11.-**

I11.- **高血压心脏病**

伴有提及……：

I12.- （高血压肾脏病），编码到 **I13.-**

I13.- （高血压心脏和肾脏病），编码到 **I13.-**

I20-I25 （缺血性心脏病），编码到 **I20-I25**

N18.- （慢性肾衰竭），编码到 **I13.-**

N19 （未特指的肾衰竭），编码到 **I13.-**

N26 （未特指的肾挛缩），编码到 **I13.-**

I12.- **高血压肾脏病**

伴有提及……：

I11.- （高血压心脏病），编码到 **I13.-**

I13.- （高血压心脏和肾脏病），编码到 **I13.-**

I20-I25 （缺血性心脏病），编码到 **I20-I25**

当报告为……的初始前因时：

I50.- （心力衰竭），编码到 **I13.0**

I51.4-.9 （心脏病的并发症和不明确表述），编码到 **I13.-**

I13.- **高血压心脏和肾脏病**

伴有提及……：

I20-I25 （缺血性心脏病），编码到 **I20-I25**

I15.0 **肾血管性高血压**

如果前因已知或能够应用规则 3 推断的话则不使用。如果前因不知或不能被推断则编码到 **I15.0**。

I15.1 **继发于其他肾疾患的高血压**

如果前因已知或能够应用规则 3 推断的话则不使用。如果前因不知或不能被推断则编码到 **N28.9**。

I15.2 **继发于内分泌疾患的高血压**

如果前因已知或能够应用规则 3 推断的话则不使用。如果前因不知或不能被推断则编码到 **E34.9**。

I15.8 **其他继发性高血压**

如果前因已知或能够应用规则 3 推断的话则不使用。如果前因不知或不能被推断则编码到 **I15.8**。

I15.9 **未特指的继发性高血压**

如果前因已知或能够应用规则 3 推断的话则不使用。如果前因不知或不能被推断则编码到 **I15.9**。

I20.- **心绞痛**

I24.- **其他急性缺血性心脏病**

I25.- **慢性缺血性心脏病**

伴有提及……：

I21.- （急性心肌梗死），编码到 **I21.-**

I22.- （随后性心肌梗死），编码到 **I22.-**

I25.2 **陈旧性心肌梗死**

不用于根本死因编码。如果原因未陈述的话，编码到其他类型的慢性缺血性心脏病（**I25.8**）。

I21.- **急性心肌梗死**

伴有提及……：

I22.- （随后性心肌梗死），编码到 **I22.-**

I23.- **急性心肌梗死后的某些近期并发症**

不用于根本死因编码。使用 **I21.-**或 **I22.-**的适当编码。

I24.0 **冠状动脉血栓形成，未造成心肌梗死**

不用于根本死因编码。对死亡来说，假定发生心肌梗死并指定到 **I21.-**或 **I22.-**的适当编码。

I27.9 **未特指的肺源性心脏病**

伴有提及……：

M41.- （脊柱侧弯），编码到 **I27.1**

I44.- **房室传导阻滞和左束支传导阻滞**

I45.- **其他传导疾患**

I46.- **心脏停搏**

I47.- **阵发性心动过速**

I48 **心房纤颤和扑动**

I49.- **其他的心脏心律失常**

I50.- **心力衰竭**

I51.4-.9 **心脏病的并发症和不明确表述**

伴有提及……：

B57.- （查加斯病），编码到 **B57.-**

I20-I25 （缺血性心脏病），编码到 **I20-I25**

I50.- **心力衰竭**

I51.9 **心脏病，未特指**

伴有提及……：

M41.- （脊柱侧弯），编码到 **I27.1**

I50.9 **未特指的心力衰竭**

I51.9 **未特指的心脏病**

伴有提及……：

J81 （肺水肿），编码到 **I50.1**

I60-I69 **脑血管病**

当报告为……的初始前因时：

F01-F03 （痴呆），编码到 **F01**

I65.- **入脑前动脉的闭塞和狭窄，未造成脑梗死**

I66.- **大脑动脉的闭塞和狭窄，未造成脑梗死**

不用于根本死因编码。对死亡来说，假定发生脑梗死并指定到 **I63.-**的适当编码。

I67.2 **大脑动脉粥样硬化**

伴有提及……：

I60-I66 （脑出血、脑梗死或卒中、入脑前动脉和大脑动脉闭塞及狭窄），编码到 **I60-I64**

当报告为在……中情况的初始前因时：

F03 （未特指的痴呆），编码到 **F01.-**

G20 （帕金森病），编码到 **G20**

G21.9 （继发性帕金森综合征，未特指），编码到 **G21.4**

I70.- **动脉粥样硬化**

伴有提及……：

I10-I13 （高血压病），编码到 **I10-I13**

I20-I25 （缺血性心脏病），编码到 **I20-I25**

I50.- （心力衰竭），编码到 **I50.-**

I51.4 （心肌炎，未特指），编码到 **I51.4**

I51.5 （心肌变性），编码到 **I51.5**

I51.6 （心血管疾病，未特指），编码到 **I51.6**

I51.8 （其他不明确的心脏病），编码到 **I51.8**

I60-I69 （脑血管病），编码到 **I60-I69**

当报告为……的初始前因时：

I05-I09 （可分类于 I05-I09 但未特指为风湿性的情况），编码到 **I34-I38**

I34-I38 （非风湿性瓣膜疾患），编码到 **I34-I38**

I51.9 （心脏病，未特指），编码到 **I25.1**

I71-I78 （动脉、小动脉和毛细血管的其他疾病），编码到 **I71-I78**

K55.- （肠血管疾患），编码到 **K55.-**

N03 （慢性肾炎），编码到 **I12.-**

N26 （未特指的肾挛缩），编码到 **I12.-**

I70.9 **全身性和未特指的动脉粥样硬化**

伴有提及……：

R02 （坏疽，不可归类在他处者），编码到 **I70.2**

当报告为……的初始前因时：

F01 （血管性痴呆），编码到 **F01.-**

F03 （未特指的痴呆），编码到 **F01.-**

G20 （帕金森病），编码到 **G20**

G21.9 （继发性帕金森综合征，未特指），编码到 **G21.4**

I97.- **循环系统的操作后疾患，不可归类在他处者**

不用于根本死因编码。见第 4.2.6 节，手术。

J00 **急性鼻咽炎[普通感冒]**

J06.- **多发性和未特指部位的急性上呼吸道感染**

当报告为……的初始前因时：

G03.8 （脑膜炎），编码到 **G03.8**

G06.0 （颅内脓肿和肉芽肿），编码到 **G06.0**

H65-H66 （中耳炎），编码到 **H65-H66**

H70.- （乳突炎和有关情况），编码到 **H70.-**

J09-J18 （流行性感冒和肺炎），编码到 **J09-J18**

J20-J21 （支气管炎和细支气管炎），编码到 **J20-J21**

J40-J42 （未特指的和慢性支气管炎），编码到 **J40-J42**

J44.- （其他慢性阻塞性肺病），编码到 **J44.-**

N00.- （急性肾炎综合征），编码到 **N00.-**

J18.- **肺炎，病原体未特指**

伴有提及……：

R26.3 （不活动），编码到 **J18.2**

J20.- **急性支气管炎**

伴有提及……：

J41.- （单纯性和粘液化脓性慢性支气管炎），编码到 **J41.-**

J42 （未特指的慢性支气管炎）编码到 **J42**

J44.- （其他慢性阻塞性肺病），编码到 **J44.-**

J40 **支气管炎，未特指为急性或慢性**

J41.- **单纯性和粘液脓性慢性支气管炎**

J42 **未特指的慢性支气管炎**

伴有提及……：

J43.- （肺气肿），编码到 **J44.-**

J44.- （其他慢性阻塞性肺病），编码到 **J44.-**

当报告为……的初始前因时：

J45.- （哮喘），编码到 **J44.-**（但还要见 J45.-、J46 下的注释）

J43.- **肺气肿**

伴有提及……：

J40 （支气管炎，未特指为急性或慢性），编码到 **J44.-**

J41.- （单纯性和粘液化脓性慢性支气管炎），编码到 **J44.-**

J42 （未特指的慢性支气管炎），编码到 **J44.-**

J44.8-.9 **慢性阻塞性肺病**

伴有提及……：

J12-J18 （肺炎），编码到 **J44.0**

J20-J22 （其他急性下呼吸道感染），编码到 **J44.0**

J45.- **哮喘**

J46 **哮喘持续状态**

当在死亡原因医学证明书上一同报告了哮喘和(急性)(慢性)支气管炎或其他慢性阻塞性肺病时，根本原因要靠在正常方式下应用总原则或规则1、规则2或规则3来加以选择。哪个术语也不能作为形容词去修饰另一个术语。

J60-J64 **肺尘埃沉着病**

伴有提及……：

A15-A16 （呼吸道结核病），编码到 **J65**

J81 **肺水肿**

伴有提及……：

I50.9 （未特指的心力衰竭），编码到 **I50.1**

I51.9 （未特指的心脏病），编码到 **I50.1**

J95.- **操作后的呼吸性疾患，不可归类在他处者**

不用于根本死因编码。见第4.2.6节，手术。

K72 **肝衰竭，不可归类在他处者**

伴有提及……：

F10.- （使用酒精引起的精神和行为障碍），编码到 **K70.4**

K73 **慢性肝炎，不可归类在他处者**

伴有提及……：

F10.- （使用酒精引起的精神和行为障碍），编码到 **K70.1**

K74.0 **肝纤维化**

K74.1 **肝硬化**

K74.2 **肝纤维化伴有肝硬化**

伴有提及……：

F10.- （使用酒精引起的精神和行为障碍），编码到 **K70.2**

K74.6 **其他和未特指的肝硬变**

伴有提及……：

F10.- （使用酒精引起的精神和行为障碍），编码到 **K70.3**

K75.9 **炎性肝脏疾病，未特指**

伴有提及……：

F10.- （使用酒精引起的精神和行为障碍），编码到 **K70.1**

K76.0 **脂肪肝，不可归类在他处者**

伴有提及……：

F10.- （使用酒精引起的精神和行为障碍），编码到 **K70.0**

K76.9 **未特指的肝病**

伴有提及……：

F10.- （由于使用酒精引起的精神和行为障碍），编码到 **K70.9**

K85.9 **未特指的急性胰腺炎**

伴有提及……:

F10.- （使用酒精引起的精神和行为障碍），编码到 **K85.2**

K91.- **消化系统的操作后疾患，不可归类在他处者**

不用于根本死因编码。见第 4.2.6 节，手术。

M41.- **脊柱侧弯**

伴有提及……:

I27.9 （未特指的肺源性心脏病），编码到 **I27.1**

I50.- （心力衰竭），编码到 **I27.1**

I51.9 （未特指的心脏病），编码到 **I27.1**

M96.- **操作后肌肉骨骼疾患，不可归类在他处者**

不用于根本死因编码。见第 4.2.6 节，手术。

N00.- **急性肾炎综合征**

当报告为……的初始前因时:

N03.- （慢性肾炎综合征），编码到 **N03.-**

N18.- **慢性肾衰竭**

N19 **未特指的肾衰竭**

N26 **未特指的肾挛缩**

伴有提及……:

I10 （特发性（原发性）高血压），编码到 **I12.-**

I11.- （高血压心脏病），编码到 **I13.-**

I12.- （高血压肾脏病），编码到 **I12.-**

N46 **男性不育症**

N97.- **女性不育症**

如果致病原因已知的话，则不使用此编码。

N99.- **泌尿生殖系统的操作后疾患，不可归类在他处者**

不用于根本死因编码。见第 4.2.6 节，手术。

O08.- **流产、异位妊娠和葡萄胎妊娠后的并发症**

不用于根本死因编码。使用类目 **O00-O07**。

O30.- **多胎妊娠**

如果报告了更特异的并发症，则不用于根本死因编码。

O32.- **为已知或可疑胎儿先露异常给予的孕产妇医疗**

伴有提及……:

O33.- （为已知或可疑胎盆不称给予的孕产妇医疗），编码到 **O33.-**

O33.9 **胎盆不称**

伴有提及……:

O33.0-.3 （由于母体骨盆异常引起的不称），编码到 **O33.0-O33.3**

O64.- **由于胎儿的胎位不正和先露异常引起的梗阻性分娩**

伴有提及……：

O65.- （由于母体骨盆异常引起的梗阻性分娩），编码到 **O65.-**

O80-O84 **分娩方式**

不用于根本死因编码。如果没有报告其他的孕产妇死亡原因的话，编码到未特指的产程和分娩的并发症(**O75.9**)。

P07.- **与孕期短和低出生体重有关的疾患，不可归类在他处者**

P08.- **与孕期长和高出生体重有关的疾患**

如果报告了围生儿死亡的任何其他原因的话，则不使用此编码。如果唯一报告其他的围生儿死因是新生儿呼吸衰竭的话则不使用(**P28.5**)。

P70.3-P72.0，P72.2-P74 **特指胎儿和新生儿的短暂性内分泌和代谢疾患**

不用于根本死因编码。如果没有报告其他的围生儿死亡原因，则编码到起源于围生期的情况，未特指(**P96.9**)。

R69.- **原因不知和原因未特指的发病**

不用于根本死因编码。使用 **R95-R99** 的适当类目。

S00-T98 **损伤、中毒和外因的某些其他后果**

不用于根本死因编码，除非作为 **V01-Y89** 中有关类目的一个附加编码。

当一种骨密度疾病被报告在同一行，或作为骨折的初始前因报告时，骨折应认为是病理性的，编码到 **M80.-**。

S02.- **颅骨和面骨骨折**

当提及一个以上部位时，编码到累及颅骨和面骨的多发性骨折 **S02. 7**。

S06.- **颅内损伤**

当颅骨和面骨的一处骨折与颅内损伤有关系时，应优先对骨折编码。

伴有提及……：

S02.- （颅骨或面骨骨折），编码到 **S02.-**

T79.- **创伤的某些早期并发症，不可归类在他处者**

如果前期损伤的性质已知的话，则不使用此编码。

V01-X59 **意外事故**

伴有提及……：

A35 （破伤风），编码到 **A35**

由于……所致：

G40-G41 （癫痫），编码到 **G40-G41**

Y90-Y98 **与分类于他处的疾病和死亡原因有关的补充因素**

不用于根本死因编码。

Z00-Z99 **影响健康状态和与保健机构接触的因素**

不用于根本死因编码。

4.1.12 编码之间联系的总结

当选择的原因(见表2)被列出在下表中的第一列，而列出在第二列的一个或多个原因已经存在于证明书的任何地方时，则按第四列所指出的那样编码。

当选择的原因被列出在第一列，而且在证明书上作为列出在第三列的疾病之一的原因时，则按第四列所指出的那样编码。

表 2. 编码之间联系的总结

选择的原因	伴有提及……:	作为……原因:	导致联系的编码
A00-B19, B25-B99		C00-C97	C00-C97
A15.-, A16.-	J60-J64		J65
A17.-, A18.-	A15.-, A16.-		A15.-, A16.-
A39.2-.4	A39.0-.1		A39.0, A39.1
D50-D59		B20-B24	B20-B24
E86	A00-A09		A00-A09
F10-F19	X40-X49		X40-X49
F10-F19	X60-X69		X60-X69
F10-F19	X85-X90		X85-X90
F10-F19	Y10-Y19		Y10-Y19
F10-F19(F1x.0)(F1x.5)	F10-F19(F1x.2)		F10-F19(F1x.2)
F10.-	E24.4		E24.4
	G31.2		G31.2
	G62.1		G62.1
	G72.1		G72.1
	I42		I42 6
	K29.2		K29.2
	K70.-		K70.-
	K85.2		K85.2
	K86.0		K85.0
	O35.4		O35.4
F10.2	F10.4, .6, . 7		F10.4, F10.6, F10. 7
F17.-		C34.-,	C34.-,
		I20-I25,	I20-I25,
		J40-J47	J40-J47
G25.5	I00-I02, I05-I09		I02.-
I05. 8-. 9(未特指原因的)	I34.-		I34.-
I09.1, I09. 9	I05-I08		I05-I08

续表

选择的原因	伴有提及……:	作为……原因:	导致联系的编码
I10	I11-I13		I11-I13
	I20-I25		I20-I25
	I60-I69		I60-I69
	N00-N01		N00-N01
	N03-N05		N03-N05
	N18-N19,N26		I12.-
		H35.0	H35.0
		I05-I09(未特指风湿性)	I34-I38
		H34-I38	I34-I38
		I50.-	I11.0
		I51.4-.9	I11.-
I11.-	I12-I13		I13.-
	I20-I25		I20-I25
	N18-N19,N26		I13.-
I12.-	I11.-,I13.-		I13.-
	I20-I25		I20-I25
		I50.-	I13.0
		I51.4-.9	I13.-
I13.-	I20-I25		I20-I25
I20.-,I24.-,I25.-	I21.-,		I21.-,
	I22.-		I22.-
I21.-	I22.-		I22.-
I27.9	M41.-		I27.1
I44-I50,I51.4-.9	B57.-,		B57.-,
	I20-I25		I20-I25
I50.-,I51.9	M41.-		I27.1
I50.9,I51.9	J81		I50.1
I67.2	I60-I64		I60-I64
		F03	F01.-
		G20,G21.9	G21.4

续表

选择的原因	伴有提及……:	作为……原因:	导致联系的编码
I70.-	I10-I13		I10-I13
	I20-I25		I20-I25
	I51.4-.6		I51.4-I51.6
	I51. 8-. 9		I51. 8-I51. 9
	I60-I69		I60-I69
		I05-I09(未特指风湿性)	I34-I38
		I34-I38	I34-I38
		I71-I78	I71-I78
		K55.-	K55.-
		N26	I12.-
I70. 9	R02		I70.2
		F03	F01.-
		G20, G21. 9	G21.4
J00, J06.-		G03.8, G06.0	G03.8, G06.0
		H65-H66, H70.-	H65-H66, H70.-
		J09-J18, J20-J21	J09-J18, J20-J21
		J40-J42, J44.-,	J40-J42, J44.-
		N00.-	N00.-
J20.-	J41.-, J42, I44.-		J41.-, J42, I44.-
J40, J41.-, J42	J43-J44		J44.-
		J45.-	J44.-
J43.-	J40-J42		J44.-
J44.8-. 9	J12-J18		J44.0
	J20-J22		J44.0
J60-J64	A15-A16		J65
J81	I50. 9, I51. 9		I50.1
K85. 9	F10.-		K85.2
M41.-	I27. 9, I50.-, I51. 9		I27.1
N00.-		N03.-	N03.-
N18-N19, N26	I10, I12.-		I12.-
	I11.-		I13.-
O32.-	O33.-		O33.-
O33. 9	O33.0-O33.3		O33.0-O33.3
O64.-	O65.-		O65.-
S06.-	S02.-		S02.-
V01-X59	A35		A35

表 3. 不用于根本死因编码的编码总结[a]

不用于根本死因编码的编码(编码到括号内的项目；如果未指出编码，则编码到 **R99**)		如果根本原因已知的话，则不使用
B95-B97		F01-F09
E89.-		F70-F79
F10.0	(编码到 X45，X65，X85，或 Y15)	G81.-
F11.0	(编码到 X42，X62，X85，或 Y12)	G82.-
F12.0	(编码到 X42，X62，X85，或 Y12)	G83.-
F13.0	(编码到 X41，X61，X85，或 Y11)	I15.-
F14.0	(编码到 X42，X62，X85，或 Y12)	H54.-
F15.0	(编码到 X41，X61，X85，或 Y11)	H90-H91
F16.0	(编码到 X42，X62，X85，或 Y12)	N46
F17.0	(编码到 X49，X69，X89，或 Y19)	N97.-
F18.0	(编码到 X46，X66，X89，或 Y16)	O30.-
F19.0	(编码到 X40-X49，X60-X69，X85-X90，或 Y10-Y19)	P07.-P08.-
G97.-		T79.-
H59.-		
H95.-		
I23.-	(编码到 I21 或 I22)	
I24.0	(编码到 I21 或 I22)	
I25.2	(编码到 I25.8)	
I65.-	(编码到 I63)	
I66.-	(编码到 I63)	
I97.-		
J95.-		
K91.-		
M96.-		
N99.-		
O08.-		
O80-O84	(编码到 O75. 9)	
P70.3-P72.0	(编码到 P96. 9)	
P72.2-P74	(编码到 P96. 9)	
R69.-	(编码到 R95-R99)	
S00-T98	(编码到 V01-Y89)	
Y90-Y98		
Z00-Z99		

[a] 除外星号编码（见第 3.1.3 节）

4.2 解释死亡原因记录的注释

上述规则常常应用于确定基本死亡报表中的根本死亡原因。每个国家都需要根据本国医学证明书的质量和完善程度去充实这些规则。在本节中的信息将有助于制定这样的附加说明。

4.2.1 中介原因的假设

在医学证明书中，一种情况频繁地被指出是由于另一种情况所引起，但第一种情况却不是第二种情况的直接后果。例如，呕血可能被陈述为由于肝硬变所引起，而不是被报告为顺序的最后事件，即肝硬变→门静脉高压→食道静脉破裂→呕血。为了接受所报告的顺序，允许在第Ⅰ部分中假定存在一个中介原因，但它不能用于修饰编码。

例1：Ⅰ(a) 脑出血

(b) 慢性肾炎

编码到慢性肾炎(N03.9)。在脑出血和根本原因(慢性肾炎)之间有必要假定高血压为一个中介情况。

例2：Ⅰ(a) 精神发育迟缓

(b) 胎盘早期剥离

编码到影响胎儿或新生儿的胎盘早期剥离(P02.1)。在精神发育迟缓和根本原因(胎盘早期剥离)之间有必要假定产伤、缺氧或低氧症为一个中介情况。

4.2.2 "很不可能"的顺序和可接受的顺序

A. 很不可能的顺序

自从ICD第六次修订本以来就一直在使用"很不可能"这种表达法，以指出不可接受的因果关系。作为在应用总原则和选择规则中对顺序可接受性的指导，下列关系应被认为是"很不可能"的：

(a) 下列传染病不应被接受为"由于"任何其他疾病或情况所引起，除非当报告为"由于"人免疫缺陷病毒[HIV]病、恶性肿瘤及损害免疫系统的情况所引起：

A01-A03 (伤寒和副伤寒、其他沙门菌感染、细菌性痢疾)

A15-A19 (结核病)

下列传染病和寄生虫病不应被接受为"由于"任何其他疾病或情况所引起(除外HIV/艾滋病、恶性肿瘤及抑制免疫反应)：

A00 (霍乱)

A05.1 (肉毒中毒)

A20-A23 (鼠疫、兔热病、炭疽、布氏菌病)

A27 (钩端螺旋体病)

A33-A39 (破伤风、白喉、百日咳、猩红热、脑膜炎球菌疾病)

A70 (鹦鹉热衣原体疾病)

A75-A79 （立克次体病）
A80 （急性脊髓灰质炎）
A81.0 （克罗伊茨费尔特-雅各布病）
A81.1 （亚急性硬化性全脑炎）
A82-A86 （狂犬病、蚊媒介、蜱媒介、未特指的病毒性脑炎）
A91-A92 （登革出血热和其他蚊媒介的病毒性发热）
A95 （黄热病）
A96.02 （朱宁和马丘波出血热、拉沙热）
A98 （其他病毒性出血热）
B03-B06 （天花、猴痘、麻疹、风疹）
B16-B17.1（急性乙型和丙型肝炎）
B26 （流行性腮腺炎）
B50-B57 （疟疾、利什曼病、查加斯病）
B90 （结核病后遗症）
B91 （脊髓灰质炎后遗症）
B92 （麻风后遗症）
B94.0 （沙眼后遗症）
B94.1 （病毒性脑炎后遗症）
B94.2 （病毒性肝炎后遗症）
其他值得报告到世界卫生组织的疾病（如 U04 的 SARS、J09 的禽流感）

（b）一种恶性肿瘤不应接受为“由于”任何其他疾病所引起，但除外人类免疫缺陷病毒[HIV]病；

（c）血友病（D66，D67，D68.0-D68.2）不应接受为“由于”任何其他疾病所引起；

（d）糖尿病（E10-E14）不应接受为“由于”任何其他疾病所引起，除外引起胰腺损伤的情况。注：这样的情况列表可以在世界卫生组织的网站获得。

（e）风湿热（I00-I02）或风湿性心脏病（I05-I09）不应接受为“由于”除了猩红热（A38）、链球菌性败血症（A40.-）、链球菌性咽喉炎（J02.0）和急性扁桃体炎（J03.-）以外的任何疾病所引起；

（f）任何高血压性情况不应接受为“由于”任何肿瘤所引起，除外：
- 内分泌肿瘤
- 肾肿瘤
- 类癌瘤

（g）慢性缺血性心脏病（I20，I25）不应接受为“由于”任何肿瘤所引起；

（h）（1）脑血管病（I60-I69）不应接受为“由于”一种消化系统疾病所引起（K00-K92），除外由于肝病（K70-K76）引起的脑出血（I61.-）；

（2）由于入脑前动脉血栓形成引起的脑梗死（I63.0）、由于入脑前动脉未特指的闭塞引起的脑梗死（I63.2）、由于大脑动脉血栓形成引起的脑梗死（I63.3）、由于大脑动脉未特指的闭塞引起脑梗死（I63.5）、由于非生脓性大脑静脉血栓形成引起的脑梗死（I63.6）、其他脑梗死（I63.8）、脑梗死，未特指（I63.9）、卒中，未特指为出血或梗死（I64）、其他脑血管病（I67）、卒中后遗症，未特指为出血或梗死（I69.4）、其他和未特指的脑血管病后遗症（I69.8）都不应接受为“由于”心内膜炎所引起（I05-I08，I09.1，I33-I38）；

(3) 除外栓塞，未造成脑梗死的入脑前动脉闭塞和狭窄(I65)、未造成脑梗死的大脑动脉闭塞和狭窄(I66)、脑梗死后遗症(I69.3) 都不应接受为“由于”心内膜炎所引起(I05-I08，I09.1，I33-I38)；

(i) 任何描述为动脉粥样硬化性[动脉硬化性]的情况不应接受为“由于”任何肿瘤所引起；

(j) 流行性感冒(J09-J11)不应接受为“由于”任何其他疾病所引起；

(k) 一种先天异常(Q00-Q99)不应接受为“由于”个人的任何其他疾病所引起，除外下列情况：
- 一种先天异常“由于”一种染色体异常或先天畸形综合征所引起；
- 肺发育不全“由于”一种先天异常所引起；

(l) 一种陈述的发病日期为“X”的情况不应接受为“由于”陈述的发病日期为“Y”的情况所引起，而“X”早于“Y”；

(m) 意外事故(V01-X59)不应接受为“由于”在这一章以外的任何其他原因所引起，除外下列情况：

(1) 任何意外事故(V01-X59)“由于”癫痫所引起(G40-G41)；

(2) 跌落(W00-W19)“由于”骨密度疾患所引起(M80-M85)；

(3) 跌落(W00-W19)“由于”骨密度疾患造成的(病理性)骨折所引起；

(4) 窒息“由于”一种病情的后果造成的吸入粘液、血液(W80)或呕吐物(W78)所引起；

(5) 吸入任何种类的食物(液体或固体)“由于”影响吞咽能力的疾病所引起；

(n) 自杀(X60-X84)不应接受为“由于”任何其他原因所引起。

上表并不包括所有“很不可能”的顺序，但对其他例子来说，除非另有指明，应遵循总原则。

B. 可接受的顺序

下列情况是可接受的顺序：

(a) 除了在第 4.2.2 节 A. (a)注释提及以外的传染病被报告为“由于”其他情况所引起；

(b) 下列传染病当报告为“由于”人免疫缺陷病毒[HIV]病、恶性肿瘤和损害免疫系统的情况所引起：

A01-A03(伤寒和副伤寒、其他沙门菌感染、细菌性痢疾)

A15-A19(结核)

(c) 一种恶性肿瘤被报告为“由于”人类免疫缺陷病毒[HIV]病所引起；

(d) 糖尿病(E10-E14)被报告为“由于”下列情况所引起：
- 血色病(E83.1)；
- 胰腺疾病(K85-K86)；
- 胰腺肿瘤(C25.-，D13.6，D13.7，D37.7)；
- 营养不良(E40-E46)；

(e) 风湿热(I00-I02) 或风湿性心脏病(I05-I09) 被报告为“由于”猩红热(A38)、链球菌性败血症(A40.-)、链球菌性咽喉炎(J02.0) 和急性扁桃体炎(J03.-)所引起；

(f) 任何高血压性情况被报告为“由于”下列情况所引起：
- 内分泌肿瘤
- 肾肿瘤
- 类癌瘤

(g) 入脑前动脉闭塞和狭窄、未造成栓塞的大脑动脉闭塞和狭窄、未造成栓塞的脑梗死后遗症(I69.3)，栓塞被报告为“由于”心内膜炎所引起(I05-I08，I09.1，I33-I38)；

(h) (1) 一种先天异常被报告为“由于”一种染色体异常或先天畸形综合征所引起；
(2) 肺发育不全被报告为“由于”一种先天异常所引起；

(i) (1) 任何意外事故(V01-X59)被报告为“由于”癫痫所引起(G40-G41)；
(2) 跌落(W00-W19)“由于”骨密度疾患所引起(M80-M85)；
(3) 跌落(W00-W19)“由于”骨密度疾患造成的(病理性)骨折所引起；
(4) 窒息被报告为“由于”一种病情的后果造成的吸入粘液、血液(W80)或呕吐物(W78)所引起；
(5) 吸入任何种类的食物(液体或固体)被报告为“由于”一种影响吞咽能力的疾病所引起；

(j) 在证明书第Ⅰ部分中被报告为“由于”恶性肿瘤、糖尿病或哮喘所引起的急性或终末期循环系统疾病应被作为可能的顺序加以接受。下列情况可看作是急性或终末期循环系统疾病：

I21-I22	急性心肌梗死
I24.-	其他急性缺血性心脏病
I26.-	肺栓塞
I30.-	急性心包炎
I33.-	急性和亚急性心内膜炎
I40.-	急性心肌炎
I44.-	房室传导阻滞和左束支传导阻滞
I45.-	其他传导疾患
I46.-	心脏停搏
I47.-	阵发性心动过速
I48	心房纤颤和扑动
I49.-	其他的心脏心律失常
I50.-	心力衰竭
I51.8	其他不明确的心脏病
I60-I68	脑血管病，除外 I67.0-I67.5 和 I67.9

4.2.3 持续时间在分类上的影响

在评价直接原因和前因的报告顺序时，必须考虑在疾病或情况的开始和死亡时间之间的间隔。这一点将应用于“很不可能”的关系(见上节)和修饰规则 F(后遗症)的解释。

类目 O95(未特指原因的产科死亡)、O96(任何产科原因的死亡，发生于分娩后 42 天以上至一年以内)和 O97(由于直接产科原因后遗症的死亡)按照在妇女的产科事件和死亡之间经过的时间来分类产科死亡。类目 O95 是用于当妇女死于妊娠、产程、分娩或产褥期中，而唯一提供的信息是“孕产妇”或“产科”死亡。如果特指了死亡的产科原因，则编码到适当的类目中。类目 O96 是用于分类那些发生在妊娠终止后超过 42 天但未满 1 年，因直接或间接产科原因所致的死亡。类目 O97 是用于分类那些发生在妊娠终止后 1 年及以上，因任何直接产科原因所致的死亡。

对分类于先天性畸形、变形和染色体异常(Q00-Q99)的情况，如果在发病和死亡之间的间隔以及死者的年龄都表明这种情况自出生以来即已存在的话，即使在证明书上未特指为先天性，也应按先天性编码。

本分类设有专门类目用于指明作为后遗症或晚期效应原因的某些疾病或损伤。在许多病例中，这些后遗症包括在疾病或损伤开始后1年及以上所出现的情况(另见下节后遗症)。

4.2.4 后遗症

某些类目(B90-B94，E64.-，E68，G09，I69.-，O97 和 Y85-Y89）是用于根本死因编码以表明死亡并非发生在给定疾病或损伤的活动期，而是因其晚期(残留)效应所致。修饰规则F适用于这种情形。报告为某一疾病或损伤的后遗症或残留效应的情况应分类到适当的后遗症类目，而不管在疾病或损伤的开始和死亡之间的间隔。对某些情况，疾病或损伤开始后1年及以上发生的死亡被假定为由于该情况的一个后遗症或残留效应所引起，即使并未明确提及后遗症也是如此。在类目表中大多数“……的后遗症”类目下给出了解释后遗症的说明。

B90.- 结核病后遗症

该后遗症包括特指为后遗症或特指为以往结核病的晚期效应，以及特指为已控制、已治疗、已痊愈、非活动性、陈旧性或静止性结核病的残留影响，除外有活动性结核病证据的情况。

B94.0 沙眼后遗症

该后遗症包括特指为已痊愈或非活动性沙眼的残留影响以及某些像失明、瘢痕性眼睑内翻和结合膜瘢痕这样特指的后遗症，除外有活动性沙眼证据的情况。

B94.1 病毒性脑炎后遗症

该后遗症包括特指为后遗症或特指为晚期效应以及那些在致病情况发生后一年及以上出现的情况。

B94.8 其他特指传染病和寄生虫病后遗症

该后遗症包括特指为后遗症或特指为晚期效应，以及描述为这些疾病处于已控制、已治疗、已痊愈、非活动性、陈旧性或静止性下的残留影响，除外有活动性疾病证据的情况。后遗症还包括报告为由于可分类在A00-B89类目的疾病所引起的慢性情况，或在它们发病后一年及以上出现的残留情况。

E64.3 佝偻病后遗症

该后遗症包括特指为佝偻病或由于佝偻病所引起，以及在发病后一年及以上出现、或陈述为佝偻病的后遗症或晚期效应的任何情况。

G09 中枢神经系统炎性疾病的后遗症

本类目是提供对可分类于G00.-、G03-G04、G06.-和G08诸情况之后遗症的编码。服从双重分类(G01*-G02*、G05.-*和G07*)的中枢神经系统炎性疾病的后遗症应编码到指定用于根本情况之后遗症的类目(如，B90.0 中枢神经系统结核病的后遗症)。如果对根本情况没有后遗症的类目，则编码到根本情况本身。

4.2.5 病人的性别和诊断之间的一致性

某些类目只限用于一种性别(见第3.1.5节)。如果经过核实，证明书上的性别和死亡原因不相符合的话，则死亡应编码到“其他原因不明确和未特指原因的死亡”(R99)。

4.2.6 手术

如果在证明书上把记载的手术作为死亡原因但未提及实行该手术的适应情况或手术所见情况，而且在字母顺序索引中也未对该手术提供特定的编码，则编码到该手术名称所指明的器官或部位的残留类目(如，把“肾切除术”编码到N28.9)。如果手术未指明器官或部位，如“剖腹术”，则编码到“其他原因不明确和未特指原因的死亡”(R99)，除非存在提及一种可分类于Y60-Y84的医疗事故或手术后并发症。如果提及在手术时的意外事故，则编码到Y60-Y69。如果提及在手术时病人存在异常反应而未提及意外事故，则编码到Y83-Y84。

例1：Ⅰ(a) 肺栓塞
　　(b) 阑尾切除术
　　编码到未特指的阑尾疾病(K38.9)。

例2：Ⅰ(a) 动脉意外穿刺
　　(b) 剖腹术
　　编码到在外科手术中非故意的穿刺(Y60.-)。

对产科手术的理由编码为产科并发症。如果没有指明产科手术的理由则编码到O75.4。

例3：Ⅰ(a) 术后出血
　　(b) 剖宫产术
　　(c) 滞产
　　编码到未特指的产程延长(O63.9)。

例4：Ⅰ(a) 羊水栓塞
　　(b) 剖宫产术
　　编码到产科手术和操作的其他并发症(O75.4)。

4.2.7 恶性肿瘤

当一种恶性肿瘤被认为是根本死亡原因时，最重要的是去确定其原发部位。还应考虑其形态学和动态。癌瘤(Cancer)是一般的术语而且可以用于任何形态学分组，尽管它很少用于淋巴、造血和有关组织的恶性肿瘤。癌(Carcinoma)有时常常不正确地作为癌瘤(Cancer)的同义词所使用。如果在起草的证明书上对原发部位存在怀疑或不精确的提法，则会使一些死亡证明书显得含糊不清。在这些情形中，如果可能的话，应要求证明人给予说明。若无法说明，则应遵守下面给出的指导。

分类在第一卷之肿瘤的形态学类型能够在字母顺序索引中找到它们的形态学编码和一个按部位编码的指示。

A. 恶性的含义

当在证明书上提及的一个肿瘤已经发生转移(继发)，则意味着必须按恶性编码，即使这个肿瘤未提及转移也应分类到第二章的某些其他节中。

例 1：Ⅰ(a) 淋巴结转移

(b) 乳房原位癌

编码到乳房恶性肿瘤(C50.9)。

B. 具有前缀或不精确定义的部位

由“周围”、“近旁”、“前”、“上”、“下”等作前缀的部位或描述为在一个部位的“一带”或“区域”的肿瘤，除非这些术语有专门的索引，均应作如下编码：其形态学类型可分类于类目 C40、C41(骨和关节软骨)、C43(皮肤恶性黑色素瘤)、C44(皮肤其他恶性肿瘤)、C45(间皮瘤)、C47(周围神经和自主神经系统)、C49(结缔组织和软组织)、C70(脑脊膜)、C71(脑) 和 C72(中枢神经系统的其他部位)之一者，编码到其类目的适当亚目；否则编码到 C76(其他和不明确部位)的适当亚目。

例 2：Ⅰ(a) 腿部纤维肉瘤

编码到下肢结缔组织和软组织的恶性肿瘤(C49.2)。

C. 未特指部位的恶性肿瘤伴有其他报告情况

当一个原发恶性肿瘤的部位未被特指时，不要从来自其他报告情况如穿孔、梗阻或出血的位置去作出部位的假定。这些情况也许发生在与肿瘤无关的部位，如肠梗阻可能是由于一个卵巢恶性肿瘤的扩散所引起。

例 3：Ⅰ(a) 肠梗阻

(b) 癌

编码到部位未特指的恶性肿瘤(C80)。

D. 恶性肿瘤伴有指明的原发部位

如果一个具体的部位已被指明为原发部位则应予以选择，而不考虑它在证明书的位置或它处在第Ⅰ部分还是第Ⅱ部分。如果原发部位被陈述为未知的，则参见下面的 E 节。原发部位能够以下列方式之一指出：

(a) 在第Ⅰ部分或第Ⅱ部分中特指一个部位为原发部位。

例 4：Ⅰ(a) 膀胱癌

Ⅱ 原发于肾

编码到肾恶性肿瘤(C64)。

(b) 特指其他部位为“继发”、“转移”、“扩散”或“癌病”。

例 5：Ⅰ(a) 乳房癌

(b) 继发于脑

编码到乳房恶性肿瘤(C50.9)，因为应用了规则 2。

(c) 形态学指出一个原发恶性肿瘤。

如果形态学类型暗示了一个原发部位，如肝细胞瘤，则考虑这一点就好像“原发”一词已被包括那样。

例 6：Ⅰ(a) 转移性癌

(b) 假粘蛋白腺癌

编码到卵巢恶性肿瘤(C56)，因为在字母顺序索引中把未特指部位的假粘蛋白腺癌指定为发生在卵巢。

如果指出有两个或多个原发部位或形态学，则按照下面 F、G、H 节编码。

E. 原发部位未知

如果陈述为“原发部位未知”，或在证明书任何地方有与其相等的陈述，则编码到涉及形态学类型之未知部位的类目(如腺癌 C80、纤维肉瘤 C49.9、骨肉瘤 C41.9)，而不管在证明书他处提及的部位。

例 7：Ⅰ(a) 继发肝癌

(b) 原发部位未知

(c) ？胃？结肠

编码到部位未特指的恶性肿瘤(C80)。

例 8：Ⅰ(a) 广泛转移

(b) 背部黑色素瘤

(c) 原发部位未知

编码到未特指的皮肤恶性黑色素瘤(C43.9)。

F. 独立(原发)的多个部位(C97)

对多于一个原发肿瘤的情况应通过提及两个不同的解剖部位或两个性质不同的形态学类型(如,肾上腺样瘤和管内癌)、或通过暗示了一个特定部位加上第二个部位的形态学类型的混合情况来加以指明。一个原发肿瘤由于另一个原发恶性肿瘤所引起是很不可能的,除非淋巴、造血和有关组织的恶性肿瘤(C81—C96)这一组,在这组中恶性肿瘤的一种形式可以终结于另一种(如,白血病可以伴随在非霍奇金淋巴瘤之后)。

如果在第Ⅰ部分提及的两个或多个部位处于同一个器官系统，参见第 H 节。如果这些部位不处于同一个器官系统而且没有指出任何一个是原发或继发，则编码到独立(原发)多个部位的恶性肿瘤(C97)，除非它们都能分类到 C81—C96，或者提及的部位之一是一个常见转移部位或肺部(见后面的 G 节)。

例 9：Ⅰ(a) 胃癌

(b) 乳房癌

编码到独立(原发)多个部位的恶性肿瘤(C97)，因为提及了两个不同的解剖部位而且一个原发恶性肿瘤由于另一个所引起是不可能的。

例 10：Ⅰ(a) 霍奇金病

(b) 膀胱癌

编码到独立(原发)多个部位的恶性肿瘤(C97)，因为提及了两个性质不同的形态学类型。

例 11：Ⅰ(a) 急性淋巴细胞白血病
(b) 非霍奇金淋巴瘤

编码到非霍奇金淋巴瘤(C85.9)，因为它们都能分类到 C81-C96 而且其顺序可以被接受。

例 12：Ⅰ(a) 白血病
(b) 非霍奇金淋巴瘤
(c) 卵巢癌

编码到独立(原发)多个部位的恶性肿瘤(C97)，因为尽管有两个肿瘤可分类到 C81-C96，但在他处还提及了一个部位。

例 13：Ⅰ(a) 白血病
Ⅱ 乳房癌

编码到白血病(C95.9)，因为乳房癌处于第Ⅱ部分。当处理多个部位时，只有在证明书第Ⅰ部分的部位才应被考虑(见 H 节)。

G. 转移性肿瘤

当一个恶性肿瘤扩散或转移时，它一般会保持相同的形态学，尽管可能变得不易辨别。某些转移具有这样的特征性显微镜之所见，使病理学家能够自信地推断出原发部位，如甲状腺。癌的广泛扩散转移常常称为癌病。如果一个未特指且未限定的术语，像癌或肉瘤，与描述了同一大组中更特异组织学的术语同时出现时，则编码到更特异形态学的部位，而假设其他部位为转移性。

尽管恶性细胞能转移到身体的任何地方，但某些部位比其他部位更常见，而且必须被分别处理(见表 4. 常见转移部位一览表，简称 一览表)。然而，如果这些部位之一单独出现在死亡证明书上而且未被“转移性”一词所限定的话，则应考虑为原发。

例 14：Ⅰ(a) 脑癌

编码到脑恶性肿瘤(C71.9)。

表 4. 常见转移部位一览表

常见转移部位：	肺	肝	骨	脑	膈	心脏
	纵隔	脑膜	腹膜	胸膜	腹膜后腔	淋巴结
	脊髓不明确的部位(可分类于 C76 的部位)					

- 肺部造成特殊的问题，它既是转移性恶性肿瘤又是原发性恶性肿瘤的常见部位。只要肺部和这张表以外的任何部位同时出现，就应考虑为一个常见的转移部位。然而当支气管或支气管原性的癌瘤被提及时，这个肿瘤应考虑为原发的。如果肺部仅仅和“一览表”上的其他部位被同时提及的话，则考虑肺为原发部位。
- 未特指为原发的淋巴结恶性肿瘤应假设是继发的。

例 15：Ⅰ(a) 骨癌
(b) 肺转移性癌
编码到肺恶性肿瘤(C34.9)，因为骨是列在“一览表”上的部位，而肺则能假设为原发。

形容词“转移性”用于两种方式——有时意味着继发自他处的一个原发肿瘤，有时则表示已经引起转移的一个原发肿瘤。为了避免混淆，建议遵循下面的规定：

(a) 描述为“转移自”一个特指部位的恶性肿瘤应理解为该部位的原发肿瘤。

例 16：Ⅰ(a) 畸胎瘤转移自卵巢
编码到卵巢恶性肿瘤(C56)。

(b) 描述为“转移至”一个部位的恶性肿瘤应理解为该部位的继发肿瘤，除非形态学指出了一个具体的原发部位。

例 17：Ⅰ(a) 癌转移至直肠
编码到直肠继发性恶性肿瘤(C78.5)。“至”一词明确指出直肠为继发部位。

例 18：Ⅰ(a) 骨肉瘤转移至脑
编码到骨恶性肿瘤(C41.9)，因为这是骨肉瘤的未特指部位。

(c) 单一恶性肿瘤描述为“(的)转移性”。

术语“转移性”和“的转移性”应作如下理解：

(1) 如果提及一个部位并且被看作为转移性时，只要未提及形态学类型且不是一个常见的转移部位(见“一览表”)，则编码到该具体部位的原发性恶性肿瘤上。

例 19：Ⅰ(a) 宫颈癌，转移性
编码到宫颈恶性肿瘤(C53.9)。

(2) 如果未报告部位但形态学类型看作为转移性时，则编码到涉及具体形态学类型之未特指的原发部位。

例 20：Ⅰ(a) 转移性燕麦细胞癌
编码到肺恶性肿瘤(C34.9)。

(3) 如果一个单一的形态学类型和一个并非常见的转移部位(见“一览表”)的部位被同时提及为转移性，则编码到涉及了形态学类型和部位的特指类目上。

例 21：Ⅰ(a) 手臂转移性黑色素瘤
编码到手臂皮肤恶性黑色素瘤(C43.6)，因为在本例手臂不明确部位对于黑色素瘤却是特指部位，而且不是常见的可分类到 C76.-的转移部位。

(4) 如果一个单一的形态学类型被提及为转移性，而提及的部位是除肺以外的常见转移部位之一，则编码到该形态学类型的“未特指部位”，除非这个未特指部位可分类到 C80(部位未特指的恶性肿瘤)，这种例子应编码到该提及部位的继发性恶性肿瘤。

例 22：Ⅰ(a) 脑转移性骨肉瘤
编码到未特指的骨恶性肿瘤(C41.9)，因为脑在“一览表”上。

(5) 如果除肺以外的常见转移部位之一被描述为转移性，而且未提及其他部位或形态学，则编码到该部位的继发性肿瘤(C77-C79)。

例23：Ⅰ(a) 转移性脑癌

编码到脑的继发性恶性肿瘤(C79.3)。

例24：Ⅰ(a) 肺转移性癌

编码到肺恶性肿瘤(C34.9)。

(d) 多于一个看作为转移性的恶性肿瘤。

(1) 如果具有相同形态学且未列在“一览表”上的两个或多个部位被同时报告并且均被看作为“转移性”的话，则编码到涉及解剖学系统和形态学类型的原发部位未特指处。

例25：Ⅰ(a) 前列腺转移性癌

(b) 皮肤转移性癌

编码到部位未特指的恶性肿瘤(C80)，因为前列腺转移性癌不可能由于皮肤转移性癌所引起，它们都可能由于一个未知原发部位的恶性肿瘤扩散所引起，它本应记载在(c)行上。

例26：Ⅰ(a) 胃转移性癌

(b) 乳房转移性癌

(c) 肺转移性癌

编码到部位未特指的恶性肿瘤(C80)，因为乳房和胃不属于相同的解剖学系统，而肺被列在“一览表”上。

(2) 如果有两个或多个在不同组织学分组中被看作为转移性的形态学类型，则编码到独立(原发)多个部位的恶性肿瘤(C97)上(见前面的F节)。

例27：Ⅰ(a) 肠梗阻

(b) 肠转移性腺癌

(c) 子宫转移性肉瘤

编码到独立(原发)多个部位的恶性肿瘤(C97)。

(3) 如果有一个暗示了部位的形态学和一个独立的解剖部位都被看作为转移性，则编码到部位未特指的恶性肿瘤(C80)。

例28：Ⅰ(a) 转移性结肠癌和肾细胞癌

编码到部位未特指的恶性肿瘤(C80)。

(4) 如果具有相同形态学的多个部位被提及而且除了一个以外均被看作为转移性或记载在“一览表”上，则编码到未被看作为转移性的那个部位上，不管其记入的次序或处于第Ⅰ部分还是第Ⅱ部分。如果所有的部位，包括肺，均被看作为转移性或记载在“一览表”上，则编码到部位未特指的恶性肿瘤(C80)。

例29：Ⅰ(a) 胃转移性癌

(b) 胆囊癌

(c) 结肠转移性癌

编码到胆囊恶性肿瘤(C23)。

例 30：Ⅰ(a) 卵巢转移性癌

(b) 肺癌

(c) 转移性宫颈癌

编码到部位未特指的恶性肿瘤(C80)。

例 31：Ⅰ(a) 胃转移性癌

(b) 肺转移性癌

Ⅱ 结肠癌

编码到结肠恶性肿瘤(C18.9)，因为这是唯一未被看作为转移性的诊断，尽管它处于第Ⅱ部分。

(5) 如果提及的部位均在"一览表"上，则编码到涉及形态学类型的未知原发部位上，除非提及了肺，对这种例子则编码到肺恶性肿瘤（C34.-)。

例 32：Ⅰ(a) 肝癌

(b) 腹部癌

编码到部位未特指的恶性肿瘤(C80)，因为它们均在"一览表"上。(腹部是包括在 C76.-中的一个不明确部位。)

例 33：Ⅰ(a) 脑癌

(b) 肺癌

编码到肺癌(C34.9)，因为在本例的肺被考虑为原发部位，而脑这个唯一提及的其他部位，则在"一览表"上。

(6) 如果提及部位中只有一个是在"一览表"上或是肺，则编码到不在表上的那个部位。

例 34：Ⅰ(a) 肺癌

(b) 乳房癌

编码到乳房恶性肿瘤(C50.9)，因为在本例的肺被考虑为转移部位，而乳房不在"一览表"上。

(7) 如果提及的一个或多个部位在"一览表"上，但还提及了两个或多个部位或不同的形态学类型，则编码到独立(原发)多个部位的恶性肿瘤(C97)(见前面的 F 节)。

例 35：Ⅰ(a) 肝癌

(b) 膀胱癌

(c) 结肠癌

编码到独立(原发)多个部位的恶性肿瘤(C97)，因为肝在"一览表"上而还有两个其他的独立部位。

(8) 如果提及存在着几个被看作为转移性的部位和几个其他部位的混合情况，则参考对多个部位的规定(见前面的 F 节和后面的 H 节)。

H. 多个部位

当处理多个部位时，只考虑证明书上第Ⅰ部分的部位。

如果在证明书上记载了多于一个部位的恶性肿瘤，应选择列为原发的或未指明原发还是继发的部位(见前面的D、E和F节)。

多个部位中没有一个特指为原发部位

(a) 尽管H节的条款只考虑在第Ⅰ部分的部位，但是如果在“一览表”上的一个部位，不包括肺，与证明书任何地方的另一个部位或形态学类型同时被提及的话，则编码到其他部位。然而，如果淋巴、造血或有关组织的一个恶性肿瘤出现在第Ⅱ部分的话，则只考虑第Ⅰ部分的内容。

例36：Ⅰ(a) 胃癌

(b) 肝癌

编码到胃恶性肿瘤(C16.9)。尽管该顺序提出肝癌是原发部位，但自肝-一个常见的转移部位-转移至胃是不可能的，因此假设是胃癌转移至肝。

例37：Ⅰ(a) 腹膜癌

Ⅱ 乳房癌

编码到乳房恶性肿瘤(C50.9)，因为腹膜癌列在“一览表”上，故被假定为继发。

(b) 被描述为一个“或”另一个部位以及如果暗示了“或”的恶性肿瘤，应编码到包括这两个部位在内的类目中。如果不存在合适的类目，则编码到涉及形态学类型的未特指部位。本规定适用于所有的部位，而不管它们在不在“一览表”上。

例38：Ⅰ(a) 升或降结肠癌

编码到未特指的结肠恶性肿瘤(C18.9)。

例39：Ⅰ(a) 腰椎或骶骨骨肉瘤

编码到未特指的骨恶性肿瘤(C41.9)。

(c) 如果有两个或多个发生在淋巴、造血或有关组织中之恶性肿瘤的形态学类型(C81-C96)，按照给出的顺序编码，因为这些肿瘤有时会以C81-C96中的另一种存在实体而终结。慢性白血病的急性加重或急性发作应编码到慢性形式。

例40：Ⅰ(a) 急性淋巴细胞白血病

(b) 非霍奇金淋巴瘤

编码到非霍奇金淋巴瘤(C85.9)。

例41：Ⅰ(a) 急性和慢性淋巴细胞白血病

编码到慢性淋巴细胞白血病(C91.1)。

多个部位处在同一个器官系统中

如果在同一个器官系统中提及了多个部位而且彼此邻近的话，应使用包括列在第一卷的那些 .8 亚目。这条适用于当证明书上描述的部位是一个部位“和”另一个部位时或如果这些部位是在不同的行上被提及。编码到包括这两个部位的 .8 亚目中。如果对提及的邻近部位有任何疑问，则编码到该提及器官的未特指部位上。

（a）如果在同一个部位中提及两个邻近的亚部位，则编码到该三位数类目中的 .8 亚目。

例 42：Ⅰ（a）降结肠和乙状结肠癌

编码到结肠交搭跨越的恶性肿瘤（C18.8）。

（b）如果这些亚部位不邻近，则编码到该三位数类目中的 .9 亚目。

例 43：Ⅰ（a）胰头癌

（b）胰尾癌

编码到未特指的胰恶性肿瘤（C25.9）。

（c）如果在同一个身体系统中提及两个可分类到不同三位数下的邻近部位，则编码到这个一般身体系统的 .8 亚目中（见第一卷第二章说明中的注释 5）。

例 44：Ⅰ（a）阴道和宫颈癌

编码到女性生殖器官交搭跨越的恶性肿瘤（C57.8）。

（d）如果在证明书上提及了两个部位而且都在同一个器官系统中并具有相同的形态学类型，则编码到该器官系统的 .9 亚目中，如下所示：

C26.9 消化系统，部位不明确

C39.9 呼吸系统，部位不明确

C41.9 未特指的骨和关节软骨

C49.9 未特指的结缔组织和软组织

C57.9 未特指的女性生殖器官

C63.9 未特指的男性生殖器官

C72.9 未特指的中枢神经系统

例 45：Ⅰ（a）肺栓塞

（b）胃癌

（c）胆囊癌

编码到消化系统部位不明确的恶性肿瘤（C26.9）。

（e）如果没有 .8 或 .9 亚目，则编码到独立（原发）多个部位的恶性肿瘤（C97）。

例 46：Ⅰ（a）心脏停搏

（b）前列腺和膀胱癌

编码到独立（原发）多个部位的恶性肿瘤（C97），因没有 .8 亚目。

I. 传染病和恶性肿瘤

（a）由于化学疗法对免疫系统的影响，有些肿瘤病人变得易于罹患及死于传染病。因此，任何可分类于 A00-B19 或 B25-B64 的传染病报告为“由于”癌所引起都是可接受的顺序，不管是在第Ⅰ或第Ⅱ部分。

例 47：Ⅰ（a）带状疱疹

（b）慢性淋巴细胞白血病

编码到慢性淋巴细胞白血病（C91.1）。

（b）除了人免疫缺陷病毒［HIV］病以外，没有一种传染病或寄生虫病能被接受为恶性肿瘤的原因。

例 48：Ⅰ（a）肝细胞癌

（b）乙型病毒性肝炎

编码到肝细胞癌（C22.0）。

例 49：Ⅰ（a）伯基特瘤

（b）EB 病毒

编码到伯基特瘤（C83.7）。

例 50：Ⅰ（a）肝胆管癌

（b）支睾吸虫病

编码到肝内胆管恶性肿瘤（C22.1）。

J. 恶性肿瘤和循环系疾病

在第Ⅰ部分的下列急性或致命性循环系疾病可被接受为由于恶性肿瘤所引起：

I21-I22	急性心肌梗死
I24.-	其他急性缺血性心脏病
I26.-	肺栓塞
I30.-	急性心包炎
I33.-	急性和亚急性心内膜炎
I40.-	急性心肌炎
I44.-	房室传导阻滞和左束支传导阻滞
I45.-	其他传导疾患
I46.-	心脏停搏
I47.-	阵发性心动过速
I48	心房纤颤和扑动
I49.-	其他的心脏心律失常
I50.-	心力衰竭
I51.8	其他不明确的心脏病
I60-I69	脑血管病，除外 I67.0-I67.5，I67.9，I69.-

下列循环系疾病不可被接受为由于恶性肿瘤所引起：

I00-I09 风湿热和风湿性心脏病

I10-I15 高血压病（除非当报告为由于内分泌肿瘤、肾性肿瘤和类癌瘤所引起时）

I20.- 心绞痛

I25.- 慢性缺血性心脏病

I70.- 动脉粥样硬化症

4.2.8 累及多种类型物质的使用

如果一种可分类到 F10-F19 或 F55 的情况被选择作为根本死因，而在证明书里提及一种或多种情况也可分类到 F10-F19 或 F55，应按下述方式进行：

i） 如果有一种情况被特指为死因，则编码到这种情况；

ii） 当没有一种情况被特指为主要死因时，应向填写人澄清填写内容；

iii）当无法获得澄清时，按照下列优先顺序来选择根本死因：

1） 使用阿片样物质（F11）引起的精神和行为障碍；

2） 使用可卡因（F14）引起的精神和行为障碍；

3） 使用其他兴奋剂（包括咖啡因）（F15）引起的精神和行为障碍；

4） 使用编码在 F19 的合成麻醉药品引起的精神和行为障碍；

5） 编码在 F55 的抗抑郁药及非阿片样镇痛药滥用；

6） 使用大麻类物质（F12）引起的精神和行为障碍，使用镇静剂和催眠剂（F13）引起的精神和行为障碍，使用致幻剂（F16）引起的精神和行为障碍，使用烟草（F17）引起的精神和行为障碍，使用挥发性溶剂（F18）引起的精神和行为障碍，使用分类在 F19 的其他合成麻醉药品引起的精神和行为障碍，使用分类在 F55 的抗抑郁药及非阿片样镇痛药以外的非致依赖性物质滥用；

7） 使用酒精（F10）引起的精神和行为障碍。

如果死因证明书报告了在同一优先组内超过一种的精神和行为障碍，则编码到首先提及的那种。

4.2.9 累及心脏的风湿热

如果在死时没有关于风湿过程处于活动性的陈述，则只要特指为风湿性或陈述为由于风湿热所引起的心脏病（并非终期情况和细菌性心内膜炎）被描述为急性或亚急性就假定有活动性。当缺乏这样的描述时，术语“心炎”、“心内膜炎”、“心脏病”、“心肌炎”和“全心炎”都能看作为急性情况，只要它们在发病和死亡之间的间隔小于一年，或未述及间隔而死亡年龄在 15 岁以下者。“心包炎”在任何年龄都能看作为急性情况。

4.2.10 先天性畸形、变形和染色体异常

当下列情况在述及的年龄引起死亡而并未提供任何迹象表明它们是在出生以后的后天性情况，则可以看作为先天性。

- 一岁以下：动脉瘤，主动脉狭窄、闭锁畸形，脑萎缩，脑囊肿，变形，器官易位、异位，器官发育不全，发育缺陷，肺动脉狭窄，心脏瓣膜病。
- 四周以下：心脏病 NOS，脑积水 NOS。

如果在发病和死亡之间的间隔以及死者的年龄表明此情况自出生就存在的话，任何疾病都应看作为先天性，即使在医学证明书上未特指为先天性时也是如此。

在新生儿或婴儿死亡证明书上，当给出肺发育不全并且提及任何未成熟、早产、妊娠期短或低出生体重则编码到肺发育不全(P28.0)而不编码到 Q33.6。

4.2.11 损伤的性质

外因编码(V01-Y89)应作为主要编码用于单一情况编码以及涉及损伤、中毒和外因的某些其他后果的死亡列表。

为了标明损伤的性质并允许用于相应的列表，建议用第十九章(S00-T98)的一个编码作为附加编码。下面的注释供这样编码参考。

当提及在 S00-S99、T08-T35、T66-T79 中对单一身体区域有超过一种损伤而且没有明确指出哪一种引起死亡时，应按正常方式应用总原则和选择规则。

例 1：Ⅰ(a) 出血性休克
　　(b) 腹膜出血
　　(c) 肝破裂
　　(d) 道路交通事故
选择肝破裂(S36.1)，因为这是终结于证明书上首先记载情况之顺序的起点。

例 2：Ⅰ(a) 脂肪栓塞
　　(b) 股骨骨折
　　(c) 髋撕裂
　　(d) 道路交通事故
选择股骨骨折(S72.9)，因为这是终结于证明书上首先记载情况之顺序的起点。因为髋撕裂引起上述提及所有情况是“很不可能”的。

例 3：Ⅰ(a) 腹膜炎
　　(b) 胃和横结肠破裂
　　(c) 道路交通事故
选择胃破裂(S36.3)，因为这是第一个提及之顺序的起点(按照规则 1)。

例 4：Ⅰ(a) 化脓性脑膜炎
　　(b) 眼睑挫伤和眶穿通伤
选择眶贯通伤(S05.4)，因为按规则 2 选择的眼睑挫伤显然是眶贯通伤的一个直接后果(应用规则 3)。

当超过一个身体区域被涉及，应编码到涉及多个身体区域之损伤的相应类目中(T00-T06)。这条既适用于对身体不同区域的同一类型损伤，也适用于对身体不同区域的超过一种类型的损伤。

4.2.12 药物、药剂和生物制品中毒

当涉及到分类不同之医疗物质的联合物时，做如下处理：

A）根本死因的选择

i）如果联合物的一种成分被特指为死亡原因，则编码到该成分。

例1：Ⅰ(a) 苯丙胺中毒

Ⅱ 海洛因和氟硝基安定中毒水平

编码到苯丙胺意外中毒(X41)。通过单独把苯丙胺中毒放在第Ⅰ部分而把其他物质作为促进死亡的原因报告在第Ⅱ部分，证明人已表明苯丙胺是导致死亡的最重要物质。

例2：Ⅰ(a) 酒精中毒

Ⅱ 海洛因和氟硝基安定中毒水平

编码到酒精意外中毒(X45)。通过单独把酒精中毒放在第Ⅰ部分而把其他物质作为促进死亡的原因报告在第Ⅱ部分，证明人已表明酒精是导致死亡的最重要物质。

例3：Ⅰ(a) 海洛因中毒

Ⅱ 酒精和氟硝基安定中毒水平

编码到海洛因意外中毒(X42)。通过单独把海洛因中毒放在第Ⅰ部分而把其他物质作为促进死亡的原因报告在第Ⅱ部分，证明人已表明海洛因是导致死亡的最重要物质。

ii）当没有成分被特指为死亡的主要原因时，证明人应该寻找明确的结果。

iii）当不能得到明确的结果，对伴有一种药物到药物的酒精的联合物进行编码。对其他多种药物导致的死亡，编码到“其他”适当的类目。

iv）当F10-F19被报告在同一个记录内并伴有中毒时，应按下述方式进行：

F10-F19 使用精神活性物质引起的精神和行为障碍

伴有提及：

X40-X49 有毒物质的意外中毒及暴露于该物质下，编码到X40-X49

X60-X69 有毒物质的故意自毒及暴露于该物质下，编码到X60-X69

X85-X90 用有毒物质进行加害，编码到X85-X90

Y10-Y19 中毒及暴露于药物、化学和毒性物质，编码到Y10-Y19

第四位数.0(急性中毒)，编码到X40-X49，X60-X69，X85-X90或Y10-Y19。

当多种可分类到F10-F19的情况被报告在同一个记录内时，应参考第4.1.11节。

B）鉴别最危险的药物

为在多种药物导致死亡的统计中提供有用的信息，最重要的是除了鉴别根本死因外还能鉴别最危险的药物（另见第 4.2.11 节）。当对最危险的药物选择编码时，应用下列规定：

如果联合物的一种成分被特指为死亡原因，则编码到该成分；如果没有单一成分被指定为死亡原因，则对伴有一种药物到药物的酒精的联合物进行编码。当分类为药物的联合物提供了一个具体条目时，例如，混合性抗癫痫剂（T42.5），则编码到这个具体条目。如果没有提供适当的条目，则按照下面的优先顺序选择主要的损伤编码：

1. 类阿片药（T40.0-T40.2）。当包含类阿片药的联合物的成分可以分类到 T40.0-T40.2 中超过一个四位数的亚目时，则编码到 T40.2。
2. 可卡因（T40.5）。
3. 具有滥用可能的精神兴奋剂（T43.6）。包括：安非他明及其衍生物。
4. 合成麻醉药品和其他及未特指的麻醉药品（T40.3-T40.4，T40.6）。当包含合成麻醉药品的联合物的成分可以分类到 T40.3-T40.4 中超过一个四位数的亚目时，则编码到 T40.4。当包含合成麻醉药品的联合物的成分可以分类到 T40.3-T40.4 中超过一个四位数的亚目，同时伴有可以分类到 T40.6 的其他及未特指的麻醉药品时，则编码到 T40.6。
5. 抗抑郁药（T43.0-T43.2）。当包含抗抑郁药的联合物的成分可以分类到 T43.0-T43.2 中超过一个四位数的亚目时，则编码到 T43.2。
6. 非阿片类镇痛药（T39.-）。当包含非阿片类镇痛药的联合物的成分可以分类到 T39.0-T39.4 中超过一个四位数的亚目时，则编码到 T39.8。
7. 未列在上面的药物和物质。

如果死亡证明书报告超过一种这样的药物，则编码到首先提及的那种。

如果证明书在同一优先组内报告超过一种药物，则编码到首先提及的那种。

4.2.13 外因

当疾病情况可分类到第十九章（损伤、中毒和外因的某些其他后果）而且只有当此时，外因编码（V01-Y89）才应作为主要编码用于单一情况编码及根本原因列表。

当疾病情况可分类到第一至第十八章时，疾病情况本身应作为根本原因编码，需要时，可以使用外因一章的类目作为补充编码。

当报告的外因存在一个顺序时，按照正常方式应用总原则和选择规则并选择影响死者的第一个外因。

例如：Ⅰ（a）低体温
（b）暴露于寒冷
（c）驾驶汽车，驶离道路，滚下路堤，在车内 3 天后被发现
（d）出生以来的血友病

编码到小汽车司机在非碰撞性交通事故中受伤（V48.5）。

4.2.14 暗示为可疑诊断的表达

对于诊断的准确性提出一些怀疑的限定性表达，如“相似”、“大概”、“可能”等等，都可以置之不理，因为没有这些限定性记载也只是在诊断的确定程度上有所不同。

4.2.15 人类免疫缺陷病毒(HIV)

当对任何情况(例如，一种血液病)进行输血治疗并且被感染的供血导致发生HIV感染时，把HIV感染作为根本原因进行编码，而不考虑所治疗的情况。

例1：Ⅰ(a) 卡波西肉瘤 1年
(b) HIV 3年
(c) 输血 5年
(d) 出生以来的血友病
编码到HIV。

例2：Ⅰ(a) 卡氏肺囊虫 6月
(b) HIV 5年
(c) 脾破裂 7年
(d) 被袭击-徒手斗殴 7年
编码到HIV。

4.2.16 能够引起糖尿病的情况列表

对“由于”其他疾病引起糖尿病的可接受顺序(见表5)。

表5. 能够引起糖尿病的情况列表

选择原因	作为……原因	选择原因	作为……原因	选择原因	作为……原因
		G25.8	E13-E14	T42.0	E13-E14
E40-E46	E12，E14	G71.1	E13-E14	T46.5	E13-E14
B25.2	E13-E14	K85	E13-E14	T46.7	E13-E14
B26.3	E13-E14	K86.0-K86.1	E13-E14	T50.2	E13-E14
C25	E13-E14	K86.8-K86.9	E13-E14	X41	E13-E14
D13.6-D13.7	E13-E14	M35.9	E13-E14	X44	E13-E14
D35.0	E13-E14	O24.4	E13-E14	X61	E13-E14
E05-E06	E13-E14	P35.0	E13-E14	X64	E13-E14
E22.0	E13-E14	Q87.1	E13-E14	Y11	E13-E14
E24	E13-E14	Q90	E13-E14	Y14	E13-E14
E80.0-E80.2	E13-E14	Q96	E13-E14	Y41.3	E13-E14
E83.1	E13-E14	Q98	E13-E14	Y41.5	E13-E14
E84	E13-E14	Q99.8	E13-E14	Y42.0-Y42.1	E13-E14
E89.1	E13-E14	S36.2	E13-E14	Y46.2	E13-E14
F10.1-F10.2	E13-E14	T37.3	E13-E14	Y52.5	E13-E14
G10	E13-E14	T37.5	E13-E14	Y52.7	E13-E14
G11.1	E13-E14	T38.0-T38.1	E13-E14	Y54.3	E13-E14

4.3 围生儿死亡：医学证明的指导和编码规则

4.3.1 围生儿死亡证明书

只要可能，就应填写独立的围生儿死亡原因证明书，其死因按以下方式排列：

(a) 胎儿或婴儿的主要疾病或情况

(b) 胎儿或婴儿的其他疾病或情况

(c) 影响胎儿或婴儿之母体的主要疾病或情况

(d) 影响胎儿或婴儿之母体的其他疾病或情况

(e) 其他有关事件

证明书应包括有关日期和时间的识别项目、婴儿活产或死产的陈述以及尸检的详细情况。为全面分析围生儿死亡，除了有关死亡原因的信息外，还需要母子双方的下列数据，这不仅是就围生儿死亡病例，也是对所有的活产而言：

母方

出生日期

既往妊娠次数：活产/死产/流产

既往末次妊娠的日期和结局：活产/死产/流产

本次妊娠：

- 末次月经的第一日(如果不知，按整周估计妊娠期间)
- 产前检查－两次或两次以上：是/否/不知
- 分娩：正常自然顶先露/其他(具体说明)

子方

出生体重克数

性别：男/女/未定

单胎产/第一双胎/第二双胎/其他多胎

如系死产，死亡发生在：产程前/产程中/不知

在基础证明书上可能记载的其他内容包括助产人员的如下项目：医生/受过培训的助产士/受过培训的其他人员(具体说明)/其他(具体说明)。

这种收集补充数据的方法将随各个国家公民登记制度的不同而有所改变。当这些数据能够通过死产或早期新生儿死亡登记收集到时，应使用在下面列出的类似“围生儿死亡原因证明书”的表格(见图3)。否则便需要作出特殊安排(例如，通过出生和死亡记录的联系)把补充数据和死亡原因组合在一起。

在公民登记要求中难以对活产和死产婴儿采用一种常见死亡证明书的地方，则应分别通过死产证明书和早期新生儿死亡证明书来解决这个问题，在每种证明书中均应包括死亡原因的推荐格式。

图 3. 围生儿死亡原因证明书

<table>
<tr><td colspan="3">围生儿死亡原因证明书</td></tr>
<tr><td colspan="3">供死产和在出生后 168 小时内死亡的活产婴儿填写</td></tr>
<tr><td colspan="3">识别项目 □ 此婴活产于 年 月 日 时 分
而死于 年 月 日 时 分
□ 此婴死产于 年 月 日 时 分
且死于 临产前□ 临产中□ 不明□</td></tr>
<tr><td colspan="2">母方</td><td>子方</td></tr>
<tr><td rowspan="3">出生日期 □□□□□□
或，如不知，
年龄□□(岁)
既往妊娠次数：
活产 □□(次)
死产 □□(次)
流产 □□(次)

既往末次妊娠
结局：
□ 活产
□ 死产
□ 流产
日期：□□□□□□</td><td rowspan="3">末次月经期第一日
□□□□□□
或，如不知，估计
妊娠持续时间
□□(整周数)

产前检查 2 次及以上
□ 有
□ 无
□ 不知

分娩：
□ 正常自然顶先露
□ 其他(具体说明)
__________</td><td>出生体重 □□□□ 克
性别：□男 □女 □未定

□单胎产 □第一双胎
□第二双胎 □其他多胎</td></tr>
<tr><td>助 产 人 员</td></tr>
<tr><td>□医生
□受训的助产士
□受训的其他人员(具体说明)
____
□其他人员(具体说明)
__________</td></tr>
<tr><td colspan="3">死 亡 原 因</td></tr>
<tr><td colspan="3">a. 胎儿或婴儿的主要疾病或情况__________
b. 胎儿或婴儿的其他疾病或情况__________
c. 影响胎儿或婴儿之母体的主要疾病或情况__________
d. 影响胎儿或婴儿之母体的其他疾病或情况__________</td></tr>
<tr><td colspan="3">e. 其他有关事件__________</td></tr>
<tr><td colspan="2">□证明的死亡原因已由尸检证实
□尸检资料日后可得
□未做尸检</td><td>兹证明__________

签名和资格__________</td></tr>
</table>

4.3.2 死亡原因的陈述

证明书中有五段用于记载围生儿死亡原因，标记为(a)到(e)。在(a)和(b)段应记载婴儿或胎儿的疾病或情况，把其中最重要的单一情况记入(a)段，如果有任何其余情况的话则记入(b)段。“最重要的单一情况”是指一个病理情况，以证明人的观点，它对婴儿或胎儿的死亡起了最大的作用。死亡方式，如心力衰竭、窒息或缺氧，不应记入(a)段，除非它是胎儿或婴儿唯一的已知情况。这条也适用于早产。

在(c)和(d)段应记载证明人认为对婴儿或胎儿有不良影响之母体的所有疾病或情况。同样把其中最重要的一个记载在(c)段，如果有任何其他情况的话则记入(d)段。(e)段用于报告任何其他事件。这些事件与死亡有某种关系但不能描述为婴儿或母体的一个疾病或情况，如，没有助产人员在场的分娩。

下列各例阐明所列举病例之死亡原因的陈述方法。

例1：一名妇女，其既往两次妊娠分别在12周和18周以自然流产而告终，本次妊娠24周，因早产入院。自然娩出一个700克重的婴儿，于生命的第一天死亡。尸检主要所见为“肺发育不成熟”。

围生儿死亡原因：(a) 肺发育不成熟
(b) –
(c) 早产，原因不明
(d) 复发性流产者
(e) –

例2：一名26岁的初孕妇，既往月经周期有规律，自妊娠第10周起开始接受常规产前检查。在30~32周时，临床发现胎儿发育迟缓，并于34周时被证实。除了无症状的细菌尿以外，无明显原因。经实行剖宫产术娩出一个1600克重的活产男婴。胎盘重300克，并被描述为梗死性。曾对婴儿发生的呼吸窘迫综合征给予治疗。婴儿于第三日突然死亡。尸检显示有广泛肺透明膜和大量心室内出血。

围生儿死亡原因：(a) 心室内出血
(b) 呼吸窘迫综合征
胎儿发育迟缓
(c) 胎盘机能不足
(d) 妊娠剖宫产术中菌尿症

例3：一名已知的在首次妊娠时控制不良的糖尿病人，在本次妊娠32周时发生了巨成红细胞性贫血。在38周时进行引产。自然娩出一个3200克重的婴儿。婴儿发生低血糖并于第二日死亡。尸检显示有动脉干永存。

围生儿死亡原因：(a) 动脉干永存
(b) 低血糖
(c) 糖尿病
(d) 巨幼细胞贫血
(e) –

例 4：一名 30 岁的母亲，有一个 4 岁健康男孩，本次为正常妊娠但羊水过多。在 36 周时 X 光显示为无脑畸形。引产娩出一个 1500 克重的无脑畸形死胎。

围生儿死亡原因：(a) 无脑畸形
(b) –
(c) 羊水过多
(d) –
(e) –

4.3.3 围生儿死亡原因列表

对从显示在图 3 之证明书表格所派生的围生儿死亡统计来说，所有报告情况中全部范围的多原因分析将产生出最大的利益。在这条行不通的地方，最起码应对胎儿或婴儿的主要疾病或情况(部分(a))和影响胎儿或婴儿之母体的主要情况(部分(c))进行分析并对这些情况的交叉分组列表进行分析。当有必要只选择一种情况时(例如，必须把早期新生儿死亡并入所有年龄死亡的单一原因列表中时)，则应选择胎儿或婴儿的主要疾病或情况(部分(a))。

4.3.4 死亡原因编码

记载在(a)、(b)、(c)和(d)段的每个情况都应分别编码。记在(c)和(d)段的影响胎儿或婴儿之母体情况，应编码到类目 P00-P04，而这些编码不能用于(a)和(b)段。记在(a)段的婴儿或胎儿的情况能够编码到 P00-P04 以外的任何类目，但最常编码的类目是 P05-P96(围生期情况)或 Q00-Q99(先天畸形)。在(a)和(c)段都只能记载一个编码，但在(b)和(d)段则应报告多少情况就记载多少编码。

(e)段用于对各个围生儿死亡的回顾而且通常无需编码。然而，如果需要对记在(e)段的事件作统计分析的话，在第二十和二十一章可能存在一些适宜的类目；当情况不是这样时，使用者应对此信息设计他们自己的编码系统。

4.3.5 编码规则

用于一般死亡的选择规则，不适用于围生儿死亡证明书。然而，有时会发现在收到的围生儿死亡证明书上，其死亡原因尚未按照上述指导加以记载。可能的话，这些证明书应由证明人改正过来；但如果不可能，则应采用下列规则。

规则 P1. 记入(a)段的死亡方式或早产

如果心力衰竭或心脏衰竭、窒息或缺氧(在 P20.-，P21.-中的任何情况)或早产(在 P07.-中的任何情况)被记入(a)段，而婴儿或胎儿的其他情况被记在(a)段或(b)段，则在(a)段对这些其他情况中首先提及者进行编码，就好像它已被单独记在(a)段那样；而在(b)段对实际记入(a)段的情况进行编码，就好像它已被记在(b)段那样。

例 1：活产；出生后第四日死亡　　编码

（a）早产　　Q05.9

（b）脊柱裂　　P07.3

（c）胎盘机能不全　　P02.2

（d）–

早产编码在(b)而脊柱裂编码在(a)。

例 2：活产；出生后 50 分钟死亡　　编码

（a）严重出生窒息　　Q03.9

脑积水

（b）–　　P21.0

（c）梗阻性分娩　　P03.1

（d）严重的先兆子痫　　P00.0

严重出生窒息编码在(b)而脑积水编码在(a)。

规则 P2. 两个或多个情况记入(a)或(c)段

如果有两个或多个情况记入(a)段或(c)段，则在(a)段或(c)段分别对这些情况中首先提及者进行编码，就好像它们已被单独记在(a)段或(c)段那样；而在(b)段或(d)段对其他情况进行编码，就好像它们已被记在(b)段或(d)段那样。

例 3：死产；在产程开始前死亡　　编码

（a）严重的胎儿营养不良　　P05.0

轻于胎龄儿

产前缺氧

（b）–　　P20.9

（c）严重的先兆子痫　　P00.0

前置胎盘

（d）–　　P02.0

轻于胎龄儿伴有胎儿营养不良编码在(a)而产前缺氧编码在(b)；严重的先兆子痫编码在(c)而前置胎盘编码在(d)。

例 4：活产；出生后第二日死亡　　编码

（a）创伤性硬脑膜下出血　　P10.0

大量吸入胎粪

子宫内缺氧

（b）低血糖症　　P24.0

过期妊娠　　P20.9

P70.4

P08.2

（c）产钳术　　P03.2

（d）严重的先兆子痫　　P00.0

创伤性硬脑膜下出血编码在(a)而记入(a)段的其他情况编码在(b)。

规则 P3. 在(a)或(c)段没有记载

如果在(a)段没有记载，但在(b)段记入了婴儿或胎儿的情况，则对这些情况中首先提及者进行编码，就好像它已被单独记在(a)段那样；如果在(a)段或(b)段都没有记载，则应在(a)段对死产编码在 P95(未特指原因的胎儿死亡)或对早期新生儿死亡编码在 P96.9(起源于围生期的情况，未特指者)。

同样，如果在(c)段没有记载，但在(d)段记入了母体的情况，则对这些情况中首先提及者进行编码，就好像它已被单独记在(c)段那样；如果在(c)段或(d)段都没有记载，则使用某些人造编码，如在(c)段用 xxx.x 指出没有报告母体情况。

例 5：活产；出生后 15 分钟死亡　　编码

(a) –　　P10.4

(b) 脑幕撕裂　　P22.0

呼吸窘迫综合征

(c) –　　xxx.x

(d) –

脑幕撕裂编码在(a)；xxx.x 编码在(c)。

例 6：活产；出生后第二日死亡　　编码

(a) –　　P95

(b) –

(c) –　　P00.0

(d) 子痫(长期持续特发性高血压)

未特指的围生儿原因编码在(a)；子痫编码在(c)。

规则 P4. 记入错误位置的情况

如果一个母体情况(即 P00-P04 中的情况)被记入(a)或(b)段，或如果一个婴儿或胎儿的情况被记入(c)或(d)段，则对这些情况编码，就好像它们已被分别记在正确的位置那样。

如果一个可分类于婴儿或胎儿的情况或母体情况被错误地记在(e)段，则把它们作为附加的胎儿情况或母体情况分别编码在(b)或(d)段。

例 7：死产；在产程开始后死亡　　编码

(a) 严重的子宫内低氧　　P20.9

(b) 持续枕后位

(c) –　　P03.1

(d) –　　P03.2

(e) 产钳术不顺利

持续枕后位编码在(c)；产钳术不顺利编码在(d)。

4.4 疾病

在ICD第六次修订(1948年正式通过)时，收到许多来自公共卫生管理人员、医疗管理人员、社会安全当局以及各卫生学科研究人员对能有一个适用的疾病分类提出的要求。因此ICD除了其传统的应用外，还要使它适用于分组疾病数据，而且在疾病方面经过不断的修订已经得到逐渐的扩展。疾病数据日益增多地被用于起草卫生政策和项目的管理、流行病学的监测和评价、危险人群的识别以及临床研究(包括发生于不同社会经济状况人群之疾病的研究)。

用于单一情况疾病分析的情况是在有关的医疗事件期间被治疗或调查的主要情况。主要情况被定义为这样一种情况，即在医疗事件结束时所诊断的、造成病人需要治疗或调查的主要原因。如果这样的情况不止一种，那么就要选择使用资源最大的那一种情况。如果未做出诊断，那么主要症状、异常所见或问题应被选为主要情况。

除主要情况外，只要可能，还应分别列出在医疗事件期间所处理的其他情况或问题。其他情况被定义为那样一些情况，即在医疗事件期间同时存在或发生并影响到病人处理的那些问题。与早先事件有关而与当前事件没有关系的情况不应记录。

对每一次事件限定单一情况分析可能会失去一些可利用的信息。所以只要可行，建议采用多情况编码并对补充的常规数据进行分析。由于尚未建立国际性的规则，因此，应按照地方的规则去做。无论如何，在发展地方方案时，应借鉴其他地区有用的经验。

4.4.1 记录诊断性信息进行疾病数据单一情况分析的准则

总则

负责治疗病人的医务人员应对每次医疗事件选择所要记录的主要情况以及任何其他情况。这些信息应通过采用标准记录方法加以系统地组织。正确完整的记录是良好的病人管理的基础，也是在疾病和其他医疗问题上的流行病学和其他统计学数据的一个很有价值的来源。

特异性和细节

为了将情况分类到最具有特异性的ICD类目中，每种诊断性陈述都应尽可能地富有信息。这样的诊断性陈述的例子包括：

- 膀胱三角区的移行细胞癌
- 急性阑尾炎伴有穿孔
- 糖尿病性白内障，胰岛素依赖型
- 脑膜炎球菌性心包炎
- 为妊娠诱发高血压给予的产前医疗
- 由于按照处方服用抗组织胺药的变应性反应引起的复视
- 由于陈旧性髋关节骨折引起的髋关节骨关节炎
- 在家中跌倒后造成的股骨颈骨折
- 手掌三度烘烧伤

未肯定的诊断或症状

如果在一次医疗事件结束时还没有建立确定的诊断，那么应当记录对需要医疗或调查的那种情况所能最大程度获得的具有特异性的信息。当考虑到某一诊断但又未确立时，应当按陈述的症状、异常所见或问题去做诊断，而不要限定一种诊断为“可能的”、“怀疑的”或“可疑的”。

由于非疾病理由而与保健机构接触

医疗事件或与保健机构接触的事件不只限于对现存疾病或损伤的治疗或调查。事件还可以发生在当某人现时并无疾病，但需要或接受有限的医疗或服务时；有关情况的细节应记录为“主要情况”。一些例子包括：

- 对以前治疗情况的监护
- 免疫接种
- 避孕处理，产前及产后医疗
- 由于个人或家族史使某人处于危险之中的人员监护
- 健康人员体检，例如：为医疗保险或职业的理由
- 寻求与健康有关的建议
- 某些具有社会问题的人员寻求建议
- 代表第三方的咨询

第二十一章(影响健康状态和与保健机构接触的因素)为分类这些情况提供了范围广大的类目(Z00-Z99)；这一章作为参考，给出了对需要使分类能够分到最相关类目中的详细说明。

多种情况

当一次医疗事件涉及到若干种有关情况时(例如：多处损伤、以前疾病或损伤的多种后遗症或发生在人免疫缺陷病毒［HIV］病中的多种情况)，应把那种明显比其他情况更严重而且需求更多资源的情况记录为“主要情况”，把其他的记录为“其他情况”。如果没有一种情况更突出，那么像“多处骨折”、“多处头部损伤”或“人免疫缺陷病毒［HIV］病导致的多发性感染”这样的术语可以记录为“主要情况”，其他情况列在后边。如果有多种这样的情况，而又没有一种更突出，那么可以只记录像“多处损伤”或“多处挤压伤”这样的术语。

由于外因引起的情况

当记录某种像损伤、中毒或外因的其他效应的情况时，充分描述造成这种情况的性质和环境是十分重要的。例如：“由于在泥泞的人行道上滑倒引起的股骨颈骨折”、“由于病人驾驶汽车失控，撞到树上而引起的脑挫伤”、“意外中毒-病人误将消毒剂当成软饮料服用”或“严重的低体温-病人在冷天在自己的花园内跌倒”。

后遗症的治疗

当医疗事件是对一种不再存在的疾病的残余情况(后遗症)进行治疗或调查时，应充分描述该后遗症并陈述它的起因，同时还应当清楚地表明原疾病已不复存在。例如：“鼻中隔偏曲- 在童年时的鼻骨折”、“跟腱挛缩- 肌腱损伤的晚期效应”或“由于陈旧性结核病引起的输卵管闭塞所致的不育症”。

当存在多种后遗症而且治疗或调查并不是直接针对其中的哪一种时，则可接受像“脑血管意外的后遗症”或“多处骨折的后遗症”这样的陈述。

4.4.2 主要情况和其他情况的编码准则

总则

与一次医疗事件有关的“主要情况”和“其他情况”应由负责医疗的医务人员加以记录，而且通常可以直截了当地编码，除非陈述的主要情况明显地未能遵守上述准则，否则应接受它用于编码和处理。对明显不一致或不正确地记录了主要情况的记录应尽可能退回加以澄清。如无法澄清，规则 MB1 至 MB5(第 4.4.3 节)将有助于编码员处理一些不正确记录的常见原因。当编码员不清楚应当使用哪一个编码时，可应用下面的准则。

建议除主要情况外，也要记录与一次医疗事件有关的“其他情况”，即使采用单一原因分析也是如此，因为这些信息可能对正确选择主要情况的 ICD 编码有所帮助。

选择性附加编码

S 在下面的准则中，有时对“主要情况”指出优选的编码，同时用一个选择性附加编码以提供更多信息。优选编码为单因分析指出了“主要情况”，而附加编码则可以包括在多因分析中。

适用于剑号和星号系统之情况的编码

如果适用的话，对主要情况既要使用剑号编码，又要使用星号编码。因为他们对单一情况指示了两种不同的途径。

例 1：主要情况：麻疹肺炎
其他情况：－
编码到麻疹并发肺炎(B05.2†)以及分类于他处的病毒性疾病引起的肺炎(J17.1*)。

例 2：主要情况：结核性心包炎
其他情况：－
编码到其他特指器官的结核病(A18.8†)以及分类于他处的细菌性疾病引起的心包炎(I32.0*)。

例 3：主要情况：莱姆病关节炎
其他情况：－
编码到莱姆病(A69.2†)以及莱姆病性关节炎(M01.2*)。

可疑情况、症状和异常所见以及非疾病状态的编码

如果医疗的周期是用于一个住院病人，编码员在把主要情况分类到第十八章和二十一章时应小心谨慎。如果在病人住院结束时还未做出更特异的诊断，或者确实没有可编码的现时疾病或损伤，那么上述两章的编码是允许使用的(另见规则 MB3 和 MB5，第 4.4.3 节)。这些类目能够以正常的方式用于与保健机构接触的其他事件。

如果在一次医疗事件之后，主要情况仍被记录为“可疑的”、“怀疑的”等，而且没有进一步的信息或说明，则必须把可疑诊断当作确定情况给予编码。

类目 Z03.-(对可疑疾病和情况的医疗观察与评价)适用于经调查后能够被除外的可疑诊断。

例 4：主要情况：可疑的急性胆囊炎
其他情况：—
把急性胆囊炎作为“主要情况”编码(K81.0)。

例 5：主要情况：为调查可疑宫颈恶性肿瘤而住院-被除外
对可疑恶性肿瘤的观察作为“主要情况”编码(Z03.1)。

例 6：主要情况：被除外的心肌梗死
其他情况：—
把可疑心肌梗死的观察作为“主要情况”编码(Z03.4)。

例 7：主要情况：严重鼻出血
其他情况：—
病人住院一天，未报告做了操作或调查
编码到鼻出血(R04.0)。这是可以接受的，因为病人住院明显是仅为了处理即刻的急症。

多种情况的编码

当多种情况记录于某一个被称为“多种……”的类目，而没有一种情况更突出时，对“多种……”类目的编码应作为优选的编码，而对所列出的逐个情况可加用选择性附加编码。

这样的编码主要用于与 HIV 病有关的情况以及损伤和后遗症。

合并类目的编码

ICD 提供了某些类目，它们以一个编码表现两种情况或一种情况与一种相关的继发过程。如果记录的是恰当的信息，这样的合并类目应当作为主要情况。在紧跟主导词之后缩进的“伴有”一词下面，字母顺序索引指明在哪里提供了这样的合并类目。在“主要情况”下记录的两种或多种情况，如果它们其中之一被认为是另一种情况的形容性修饰词，则可以将它们联系起来。

例 8：主要情况：肾衰竭
其他情况：高血压肾病
把高血压肾病伴有肾衰竭作为“主要情况”编码(I12.0)。

例 9：主要情况：继发于眼部炎症的青光眼
其他情况：—
把继发于眼部炎症的青光眼作为“主要情况”编码(H40.4)。

例 10：主要情况：肠梗阻
其他情况：左侧腹股沟疝
编码到单侧或未特指的腹股沟疝，伴有梗阻，不伴有坏疽(K40.3)。

例 11：主要情况：白内障，胰岛素依赖型糖尿病
其他情况：高血压
专科：眼科
分别把胰岛素依赖型糖尿病伴有眼科并发症(E10.3†)和糖尿病性白内障(H28.0*)作为“主要情况”编码。

例 12：主要情况：非胰岛素依赖型糖尿病
其他情况：高血压
类风湿性关节炎
白内障
专科：普通内科
把非胰岛素依赖型糖尿病不伴有并发症作为“主要情况”编码(E11.9)。
注意：此例不要把白内障与糖尿病联系起来，因为它们并不都是记录在“主要情况”之下。

疾病外因的编码

对由于外因所致的损伤和其他情况，无论情况的性质和外因的环境都应该编码。优选的“主要情况”编码应该是描述情况的性质。这通常可分类于第十九章，但不总是如此。指明外因的第二十章编码可以用做选择性附加编码。

例 13：主要情况：由于在不平的人行道上绊倒而引起的股骨颈骨折
其他情况：肘和上臂挫伤
把股骨颈骨折作为“主要情况”编码(S72.0)。在大街或公路的同一水平面上滑倒、绊倒或摔倒的外因编码(W01.4)可以用做选择性附加编码。

例 14：主要情况：严重低体温-病人在冷天在自己的花园内跌倒
其他情况：衰老
把低体温作为“主要情况”编码(T68)。在家中暴露于过度自然冷下的外因编码(X31.0)可以用做选择性附加编码。

例 15：主要情况：由于按照处方服用抗组织胺药的变应性反应引起的复视
其他情况：—
把复视作为“主要情况”编码(H53.2)。在医疗中使用抗过敏药和止吐药引起有害效应的外因编码(Y43.0)可以用做选择性附加编码。

例 16：主要情况：准备马拉松赛跑的训练引起的血红蛋白尿（在体育场室外跑道上训练）

其他情况：—

把由于其他外因性溶血引起的血红蛋白尿作为“主要情况”编码（D59.6）。在运动和体育场地中用力过度、剧烈和重复运动的外因编码（X50.3）可以用做选择性附加编码。

某些情况之后遗症的编码

ICD 提供了许多称为“……后遗症”的类目（B90-B94，E64.-，E68，G09，I69.-，O97，T90-T98，Y85-Y89），这些类目可以用来指出不复存在的情况是当前正在治疗或调查之问题的原因。总之，对“主要情况”的优选编码就是对后遗症本身性质的编码，“……后遗症”的编码可以增加用做选择性附加编码。

当存在若干种不同的、非常特异的后遗症，而且它们在严重程度和治疗资源的使用上又没有一种更突出时，允许把对“……后遗症”的描述记录为主要情况，这样才可能被编码到适当的类目中。注意，把表示原因的情况描述为“陈旧性”、“不再存在”等等或者把表示结果的情况描述为“……的晚期效应”或“……后遗症”这样的使用也是足够的。没有最小的时间间隔。

例 17：主要情况：陈旧性脑梗死所致的言语困难

其他情况：—

把言语困难作为“主要情况”编码（R47.0）。脑梗死后遗症的编码（I69.3）可以用做选择性附加编码。

例 18：主要情况：十年前机动车辆事故所致的陈旧性髋关节骨折引起的髋关节骨关节炎

其他情况：—

把其他创伤后髋关节骨关节炎作为“主要情况”编码（M16.5）。股骨骨折后遗症的编码（T93.1）和机动车辆事故后遗症的编码（Y85.0）可以用做选择性附加编码。

例 19：主要情况：脊髓灰质炎的晚期效应

其他情况：—

因为无法获得其他信息，所以把脊髓灰质炎的后遗症作为“主要情况”编码（B91）。

急性和慢性情况的编码

当所记录的主要情况既是急性（或亚急性）又是慢性，并且 ICD 对每种情况又分别提供了类目或亚目而又没有合并编码时，急性情况的类目应作为优选的主要情况。

例 20：主要情况：急性和慢性胆囊炎

其他情况：—

把急性胆囊炎作为“主要情况”编码（K81.0）。慢性胆囊炎的编码（K81.1）可以用做选择性附加编码。

例 21：主要情况：慢性梗阻性支气管炎的急性加重

其他情况：—

因为 ICD 提供了一个用于合并的适当编码，所以把慢性梗阻性肺病伴有急性加重作为“主要情况”编码（J44.1）。

操作后情况和并发症的编码

在第十九章中为与手术和其他操作有关的某些并发症，例如：手术伤口感染、植入装置的机械性并发症、休克等提供了类目(T80-T88)。大多数身体系统也包含了一些用于此类情况的类目，它们可以作为特定操作和技术的后果或作为器官取除的结果而发生，例如：乳房切除术后淋巴水肿综合征、辐射后甲状腺机能减退。一些可能发生于操作后期间的情况(如：肺炎、肺栓塞)不被认为是特有的情况，因此要按通常办法编码，但可以加上一个 Y83-Y84 的选择性编码以标明其与操作的关系。

当操作后情况和并发症被记录为主要情况时，为了选择正确的编码，参考字母顺序索引中的修饰词和形容词是十分必要的。

例 22：主要情况：自从一年前甲状腺切除术以来的甲状腺机能减退
其他情况：—
专科：　　普通内科
把手术后甲状腺机能减退作为“主要情况”编码(E89.0)。

例 23：主要情况：拔牙后过度出血
其他情况：疼痛
专科：　　牙科
把操作所致的出血作为“主要情况”编码(T81.0)。

例 24：主要情况：整形手术后的术后精神病
其他情况：—
专科：　　精神科
把精神病作为“主要情况”编码(F09)，并辅以 Y83.8(其他特指的手术操作[作为病人异常反应的原因])以指明操作后的关系。

4.4.3 当主要情况记录不正确时，重新选择的规则

由负责医疗的医务人员指出要编码的“主要情况”常常应被接受下来，然后按照上述准则和第 4.4.4 节对特殊章的注释进行编码。然而，某些情况或者获得的其他信息可能表明医务人员并未遵循正确的操作。如果不可能从医务人员处获得解释，则可以应用下列规则之一并重新选择“主要情况”。

重新选择主要情况的规则

规则 MB1. 次要情况被记录为“主要情况”，而更重要的情况被记录为“其他情况”

当一种次要的或长期存在的情况或伴随的问题被记录为“主要情况”，而一种更重要的、与给予的治疗和(或)病人治疗的专科有关的情况被记录为“其他情况”时，则重新选择后者为“主要情况”。

规则 MB2. 几种情况被记录为“主要情况”

如果几种不能编码在一起的情况被记录为“主要情况”，而记录中的其他细节指出其中之一为病人接受治疗的主要情况，则选择那种情况作为“主要情况”。否则选择首先提到的情况为“主要情况”。

规则 MB3. 记录为“主要情况”的那种情况是某诊断、治疗情况所表现的症状

如果一种症状、体征(通常分类到第十八章)或可分类到第二十一章的问题被记录为“主要情况”，而这又明显是一种记录于他处的诊断情况所表现的体征、症状或问题，并且治疗也是为该诊断进行的，则重新选择这种诊断情况作为“主要情况”。

规则 MB4. 特异性

当记录为“主要情况”的诊断用一般性术语描述一种情况，而记录于他处的一个术语提供了关于这种情况在部位或性质上更为准确的信息，则重新选择后面的术语作为“主要情况”。

规则 MB5. 主要诊断的取舍

当一种症状或体征被记录为“主要情况”，同时指出它可能是由于一种情况或另一种情况所引起，则选择这种症状或体征作为“主要情况”。当有两种或多种情况被记录为“主要情况”时，则选择首先记录的情况。

重新选择主要情况的规则应用实例

规则 MB1. 次要情况被记录为“主要情况”，而更重要的情况被记录为“其他情况”

当一种次要的或长期存在的情况或伴随的问题被记录为“主要情况”，而一种更重要的、与给予的治疗和(或)病人治疗的专科有关的情况被记录为“其他情况”时，则重新选择后者为“主要情况”。

例 1：主要情况：急性鼻窦炎
其他情况：宫颈内膜癌
高血压
病人住院三周
操作：全子宫切除术
专科：妇科
重新选择宫颈内膜癌作为“主要情况”并编码到 C53.0。

例 2：主要情况：类风湿性关节炎

其他情况：糖尿病

绞窄性股疝

全身性动脉硬化

病人住院两周

操作：疝修复术

专科：外科

重新选择绞窄性股疝作为“主要情况”并编码到 K41.3。

例 3：主要情况：癫痫

其他情况：耳真菌病

专科：耳鼻喉科

重新选择耳真菌病作为“主要情况”并编码到 B36.9† 和 H62.2*。

例 4：主要情况：充血性心力衰竭

其他情况：由于住院期间从床上跌下造成股骨颈骨折

病人住院四周

操作：骨折内固定

专科：普通内科住一周，然后转到矫形外科进行骨折治疗

重新选择股骨颈骨折作为“主要情况”并编码到 S72.0。

例 5：主要情况：龋(牙)

其他情况：风湿性二尖瓣狭窄

操作：拔牙

专科：牙科

选择龋(牙)作为“主要情况”并编码到 K02.9。规则 MB1 不适用。虽然可以认为龋(牙)是一种次要情况，而风湿性二尖瓣狭窄是一种更重要的情况，但后者不是在医疗事件期间所治疗的情况。

规则 MB2. 几种情况被记录为“主要情况”

如果几种不能编码在一起的情况被记录为“主要情况”，而记录中的其他细节指出其中之一为病人接受治疗的主要情况，则选择那种情况作为“主要情况”。否则选择首先提到的情况为“主要情况”。

注：另见第 4.4.2 节，多种情况的编码以及合并类目的编码。

例 6：主要情况：白内障

葡萄球菌性脑膜炎

缺血性心脏病

其他情况：—

病人住院五周

专科：神经科

选择葡萄球菌性脑膜炎作为“主要情况”并编码到 G00.3。

例 7：主要情况：慢性梗阻性支气管炎
前列腺肥大
牛皮癣
由皮肤科医师治疗的门诊病人
选择牛皮癣作为“主要情况”并编码到 L40.0。

例 8：主要情况：二尖瓣狭窄
急性支气管炎
类风湿性关节炎
其他情况：—
专科：普通内科
没有关于治疗的资料
选择首先提到的二尖瓣狭窄作为“主要情况”并编码到 I05.0。

例 9：主要情况：慢性胃炎
腋淋巴结继发性恶性肿瘤
乳腺癌
其他情况：—
操作：乳房切除术
选择乳房恶性肿瘤作为“主要情况”并编码到 C50.9。

例 10：主要情况：胎膜早破
臀先露
贫血
其他情况：—
操作：顺产
选择首先提到的胎膜早破作为“主要情况”并编码到 O42.9。

规则 MB3. 记录为“主要情况”的那种情况是某诊断、治疗情况所表现的症状

如果一种症状、体征(通常分类到第十八章)或可分类到第二十一章的问题被记录为“主要情况”，而这又明显是一种记录于他处的诊断情况所表现的体征、症状或问题，并且治疗也是为该诊断进行的，则重新选择这种诊断情况作为“主要情况”。

例 11：主要情况：血尿
其他情况：腿静脉曲张
膀胱后壁乳头状瘤
治疗：透热法切除乳头状瘤
专科：泌尿科
重新选择膀胱后壁乳头状瘤作为“主要情况”并编码到 D41.4。

例 12：主要情况：昏迷
其他情况：缺血性心脏病
耳硬化症
糖尿病，胰岛素依赖型
治疗：确定胰岛素的正确剂量
专科：内分泌科
重新选择胰岛素依赖型糖尿病作为“主要情况”并编码到 E10.0。提供的信息表明昏迷是由于糖尿病所引起而且可以考虑用昏迷修饰这个编码。

例 13：主要情况：腹痛
其他情况：急性阑尾炎
操作：阑尾切除术
重新选择急性阑尾炎作为“主要情况”并编码到 K35.9。

例 14：主要情况：发热性惊厥
其他情况：贫血
没有关于治疗的信息
接受发热性惊厥作为“主要情况”并编码到 R56.0。因报告的“主要情况”并非其他报告情况所表现的症状，所以规则 MB3 不适用。

规则 MB4. 特异性

当记录为“主要情况”的诊断用一般性术语描述一种情况，而记录于他处的一个术语提供了关于这种情况在部位或性质上更为准确的信息，则重新选择后面的术语作为“主要情况”。

例 15：主要情况：脑血管意外
其他情况：糖尿病
高血压
脑出血
重新选择脑出血作为“主要情况”并编码到 I61.9。

例 16：主要情况：先天性心脏病
其他情况：室间隔缺损
重新选择室间隔缺损作为“主要情况”并编码到 Q21.0。

例 17：主要情况：肠炎
其他情况：回肠克罗恩[克隆]病
重新选择回肠克罗恩[克隆]病作为“主要情况”并编码到 K50.0。

例 18：主要情况：难产
其他情况：脑积水胎儿
胎儿窘迫
操作：剖宫产术
重新选择由于胎儿的其他异常引起的梗阻性分娩作为“主要情况”并编码到 O66.3。

规则 MB5. 主要诊断的取舍

当一种症状或体征被记录为“主要情况”，同时指出它可能是由于一种情况或另一种情况所引起，则选择这种症状或体征作为“主要情况”。当有两种或多种情况被记录为“主要情况”时，则选择首先记录的情况。

例 19：主要情况：由于压力和紧张或急性鼻窦炎引起的头痛
其他情况：—
选择头痛作为“主要情况”并编码到 R51。

例 20：主要情况：急性胆囊炎或急性胰腺炎
其他情况：—
选择急性胆囊炎作为“主要情况”并编码到 K81.0。

例 21：主要情况：由于感染或食物中毒引起的胃肠炎
其他情况：—
选择传染性胃肠炎作为“主要情况”并编码到 A09。

4.4.4 具体各章注释

下面给出对具体各章的准则，在这些章中当选择优选的“主要情况”编码时，可能会遇到问题。除非具体各章的注释另有陈述，否则先前的一般性准则和规则适用于所有各章。

第一章：某些传染病和寄生虫病

B20-B24 人类免疫缺陷病毒[HIV]病

一个由于 HIV 病使免疫系统受到损害的病人，有时可能需要在同一次医疗事件中对多种疾病进行治疗，例如，分枝杆菌和巨细胞病毒感染。在这一节中，对伴有各种其他后果疾病的 HIV 病提供了类目和亚目。对由医务人员选择的“主要情况”应编码到适当的亚目。

当“主要情况”被记录为伴有多种伴随疾病的 HIV 病时，应编码到 B20-B22 中适当的.7 亚目。对可分类于同一类目的两个或多个亚目的情况，应编码到有关类目（例如：B20 或 B21）中的.7 亚目。当存在可分类于 B20-B22 中两个或多个类目的情况时，应使用 B22.7 亚目。需要时，可使用 B20-B24 一节内的编码作为附加编码以详细说明所列的逐一情况。

在极少的情况下，当相关的情况清楚地表明先于 HIV 感染，这时不应对合并情况编码，而应遵循选择规则。

例 1：主要情况：HIV 病和卡波西肉瘤
其他情况：—
编码到 HIV 病引起卡波西肉瘤（B21.0）。

例 2：主要情况：HIV 病人的弓形体病和隐球菌病

其他情况：—

编码到 HIV 病造成的多发性感染（B20.7）。需要时，B20.8（HIV 病造成的其他传染病和寄生虫病）以及 B20.5（HIV 病造成的其他真菌病）可以用做附加编码。

例 3：主要情况：HIV 病伴有卡氏肺囊虫性肺炎、伯基特淋巴瘤和口腔念珠菌病

其他情况：—

编码到 HIV 病造成的多发性疾病（B22.7）。需要时，B20.6（HIV 病造成的卡氏肺囊虫性肺炎）、B21.1（HIV 病造成的伯基特淋巴瘤）以及 B20.4（HIV 病造成的念珠菌病）可以用做附加编码。

对于使用 ICD-10 四位数修订本的国家，B20-B23 的亚目仅作为选择性的四位数编码。当不需要使用这些选择性的四位数亚目时，应使用在分类中的其他编码作为附加编码以标明特殊的组合情况。在上述的例 1 中，“主要情况”将编码到 B21（HIV 病造成的恶性肿瘤）。而编码 C46.9（卡波西肉瘤）则作为附加编码。在例 2 中，“主要情况”将编码到 B20（HIV 病造成的传染病和寄生虫病）。而编码 B58.9（未特指的弓形虫病）和 B45.9（未特指的隐球菌病）则作为附加编码。

是使用 B20-B23 的四位数亚目，还是使用多原因编码来标明特定的情况，这是一项应该在执行 ICD-10 的同时就作出的政策决定。

B90-B94　传染病和寄生虫病的后遗症

如果记录的是残余情况的性质，那么这些编码不可作为“主要情况”的优选编码。当对残余情况编码时，B90-B94 可以用做选择性附加编码（见第 4.4.2 节，某些情况的后遗症编码）。

B95-B97　细菌、病毒和其他传染性病原体

这些编码不可作为“主要情况”的编码。提供这些类目是用做选择性附加编码以标明分类在第一章以外疾病的传染性物质或病原体。由于这些病原体引起未特指部位的感染被分类到第一章的其他地方。

例 4：主要情况：由于大肠杆菌引起的急性膀胱炎

其他情况：—

把急性膀胱炎作为“主要情况”编码（N30.0）。B96.2（大肠杆菌作为分类于其他章疾病的原因）可以用做选择性附加编码。

例 5：主要情况：细菌性感染

其他情况：—

把未特指的细菌感染作为“主要情况”编码（A49.9），而不用 B95-B97 的编码。

第二章：肿瘤

在对肿瘤编码时，参见第一卷中介绍第二章的注释以及字母顺序索引(第三卷)关于编码指定及其使用形态学描述的介绍。

一种肿瘤，不管是原发的还是转移的，只要它是一次有关医疗事件期间的医疗焦点，就应当记录并作为“主要情况”编码。当医务人员记录的“主要情况”是一种已不存在的原发肿瘤(已经在前一次医疗事件期间被取除)时，则把继发部位的肿瘤、现时并发症或可编码到第二十一章的适当情况(见第4.4.1节，由于非疾病理由而与保健机构接触)作为“主要情况”编码，因为那是在本次医疗事件期间治疗或调查的焦点。对肿瘤的个人史，可把第二十一章的适当编码用做选择性附加编码。

例6：主要情况：前列腺癌
其他情况：慢性支气管炎
操作：　　前列腺切除术
把前列腺恶性肿瘤作为“主要情况”编码(C61)。

例7：主要情况：乳房癌-两年前已切除
其他情况：肺部继发性癌
操作：　　支气管镜检查伴有活检
把肺部继发性恶性肿瘤作为“主要情况”编码(C78.0)。Z85.3(乳房恶性肿瘤个人史)可以用做选择性附加编码。

例8：主要情况：以前切除的膀胱癌-为进行膀胱镜的随诊检查而入院
其他情况：—
操作：　　膀胱镜检查
把恶性肿瘤术后随诊检查作为“主要情况”编码(Z08.0)。Z85.5(尿道恶性肿瘤个人史)可以用做选择性附加编码。

C80　部位未特指的恶性肿瘤
C97　独立(原发)多个部位的恶性肿瘤

只有当医务人员明确地以这种方式记录肿瘤时，才可以把C80作为“主要情况”编码。当医务人员把两种或多种独立的原发肿瘤记录为“主要情况”，而其中又没有一种更突出时，则应使用C97作为“主要情况”编码。可以使用附加编码逐个标明所列的恶性肿瘤。

例9：主要情况：癌病
其他情况：—
编码到部位未特指的恶性肿瘤(C80)。

例10：主要情况：多发性骨髓瘤和原发性前列腺腺癌
其他情况：—
编码到独立(原发)多个部位的恶性肿瘤(C97)。C90.0(多发性骨髓瘤)和C61(前列腺恶性肿瘤)可以用做选择性附加编码。

第三章：血液及造血器官疾病和涉及免疫机制的某些疾患

可分类于本章的某些情况可能是药物或其他外因所致。第二十章的编码可以用做选择性附加编码。

例 11：主要情况：甲氧苄氨嘧啶诱发的叶酸缺乏性贫血

其他情况：—

把叶酸缺乏性贫血作为“主要情况”编码(D52.1)。Y41.2(在治疗中使用抗疟疾和对其他血液原生动物有作用的药引起的有害效应)可以用做选择性附加编码。

第四章：内分泌、营养和代谢疾病

可分类于本章的某些情况可能是药物或其他外因所致。第二十章的编码可以用做选择性附加编码。

E10-E14 糖尿病

在对“主要情况”编码时，从适用于所有这些类目的列表中选择适当的亚目应以医务人员所记录的“主要情况”为基础。只有当糖尿病的多种并发症被记录为“主要情况”，而又没有一种并发症可以优先时，才把亚目.7 作为“主要情况”编码。对所列逐个并发症的编码可以增加为选择性附加编码。

例 12：主要情况：由于糖尿病性肾小球肾病引起的肾衰竭

编码到未特指的糖尿病伴有肾的并发症(E14.2† 和 N08.3*)。

例 13：主要情况：胰岛素依赖型糖尿病伴有肾病、坏疽和白内障

其他情况：—

编码到胰岛素依赖型糖尿病伴有多种并发症(E10.7)。而编码 E10.2† 和 N08.3*(胰岛素依赖型糖尿病伴有肾病)、E10.5(胰岛素依赖型糖尿病伴有周围循环的并发症)和 E10.3† 以及 H28.0*(胰岛素依赖型糖尿病伴有白内障)可以增加为选择性附加编码以逐个标明并发症。

E34.0 类癌瘤综合征

如果记录的是类癌瘤，那么这个编码不能作为“主要情况”的优选编码，除非本次医疗事件主要是直接针对内分泌综合征本身的。当对肿瘤编码时，E34.0 可以用做选择性附加编码以标明肿瘤的功能活性。

E64.- 营养不良和其他营养缺乏的后遗症
E68 营养过度后遗症

如果记录的是残余情况的性质，那么这些编码不能作为“主要情况”的优选编码。当对残余情况编码时，E64.-或 E68 可以用做选择性附加编码。

第五章：精神和行为障碍

本章所提供的类目和亚目的定义是为了帮助医务人员建立诊断性标记，编码员不要使用它们。“主要情况”的编码应在医务人员记录诊断的基础上加以指定，即使在记录的情况与定义之间出现冲突也是如此。在某些类目中准备了选择性附加编码。

第六章：神经系统疾病

可分类于本章的某些情况可能是药物或其他外因的效应所致。第二十章的编码可以用做选择性附加编码。

G09 中枢神经系统炎性疾病的后遗症

如果记录的是残余情况的性质，那么这个编码不能作为“主要情况”的优选编码。当对残余情况编码时，G09 可以用做选择性附加编码。注意类目 G01*、G02*、G05*和 G07*的后遗症不应归因到 G09，而应归因到为根本情况后遗症所设立的类目，如：B90-B94。如果没有根本情况的后遗症类目，则编码到根本情况本身。

例 14：主要情况：由于结核性脑膜炎引起的耳聋
专科： 言语和听力门诊
把未特指的听力丧失作为“主要情况”编码(H91.9)。B90.0(中枢神经系统结核病的后遗症)可以用做选择性附加编码。

例 15：主要情况：由于陈旧性脑脓肿引起的癫痫
专科： 神经科
把未特指的癫痫作为“主要情况”编码(G40.9)。G09(中枢神经系统炎性疾病的后遗症)可以用做选择性附加编码。

例 16：主要情况：免疫接种后脑炎所致的轻度精神发育迟缓
专科： 精神科
把轻度精神发育迟缓作为“主要情况”编码(F70.9)。G09(中枢神经系统炎性疾病的后遗症)可以用做选择性附加编码。

G81-G83 麻痹综合征

如果记录的是现时原因，那么这些编码不能作为“主要情况”的优选编码，除非医疗事件主要是为治疗麻痹本身。当对原因编码时，G81-G83 可以用做选择性附加编码。

例 17：主要情况：脑血管意外伴有偏瘫
其他情况：—
专科： 神经科
把未特指为出血或梗死的卒中作为“主要情况”编码(I64)。G81.9(偏瘫，未特指)可以用做选择性附加编码。

例 18：主要情况：三年前脑梗死
其他情况：左腿麻痹
病人接受了理疗
把下肢单瘫作为“主要情况”编码（G83.1）。I69.3（脑梗死后遗症）可以用做选择性附加编码。

第七章：眼和附器疾病

H54.- 视力缺损，包括盲

如果记录了原因，那么这个编码不能作为“主要情况”的优选编码，除非医疗事件主要是为治疗盲本身。当对原因编码时，H54.-可以用做选择性附加编码。

第八章：耳和乳突疾病

H90-H91 听觉丧失

如果记录了原因，那么这个编码不能作为“主要情况”的优选编码。除非医疗事件主要是为治疗听力丧失本身。当对原因编码时，H90.-或 H91.-可以用做选择性附加编码。

第九章：循环系统疾病

I15.- 继发性高血压

如果记录了原因，那么这个编码不能作为“主要情况”的优选编码，除非医疗事件主要是为治疗高血压本身。当对原因编码时，I15.-可以用做选择性附加编码。

I69.- 脑血管病后遗症

如果记录了残余情况的性质，那么这个编码不能作为“主要情况”的优选编码。当对残余情况编码时，I69.-可以用做选择性附加编码。

第十五章：妊娠、分娩和产褥期

O08.- 流产、异位妊娠和葡萄胎妊娠后的并发症

这个编码不能作为“主要情况”的优选编码，除非当一次新的医疗事件只是为了治疗并发症，例如：以前流产的一种现时并发症。它可以用做类目 O00-O02 的选择性附加编码以标明有关的并发症，和用做类目 O03-O07 的选择性附加编码以给出并发症更多的细节。

注意，在指定 O03-O07 的四位数亚目时，应参考 O08 的亚目所提供的包括术语。

例 19：主要情况：输卵管妊娠破裂，伴有休克
专科：　　妇科
把输卵管妊娠破裂作为“主要情况”编码（O00.1）。O08.3（流产、异位妊娠和葡萄胎妊娠后的休克）可以用做选择性附加编码。

例 20：主要情况：不完全流产伴有子宫穿孔
专科：　　妇科
把不完全流产伴有其他和未特指的并发症作为“主要情况”编码（O06.3）。O08.6（流产、异位妊娠和葡萄胎妊娠后的盆腔器官和组织损伤）的编码可以用做选择性附加编码。

例 21：主要情况：两天前在另一机构实行流产操作后的弥漫性血管内凝血
专科：　　妇科
编码到流产、异位妊娠和葡萄胎妊娠后的迟延或过度出血（O08.1）。因为是在以前医疗事件期间实行的流产，所以不需要其他编码。

O80-O84　分娩

使用这些编码描述“主要情况”应限于当记录的信息仅仅是分娩或分娩方式的陈述。当没有另外的数据项或操作分类用于此目的时，编码 O80-O84 可以用做选择性附加编码以指出分娩的方式或类型。

例 22：主要情况：妊娠
其他情况：—
操作：　　低位产钳术分娩
因没有提供其他信息，故把低位产钳术作为“主要情况”编码（O81.0）。

例 23：主要情况：妊娠已分娩
其他情况：试产失败
操作：　　剖宫产术
把未特指的试产失败作为“主要情况”编码（O66.4）。未特指的剖宫产术（O82.9）编码可以用做选择性附加编码。

例 24：主要情况：双胎妊娠已分娩
其他情况：—
操作：　　顺产
把双胎妊娠作为“主要情况”编码（O30.0）。O84.0（多胎分娩，均为顺产）可以用做选择性附加编码。

例 25：主要情况：足月妊娠，死胎分娩，2800 克
其他情况：—
操作：　　顺产
如果不能确定胎儿死亡的特定原因，则编码到为胎儿宫内死亡给予的孕产妇医疗（O36.4）。

O98-O99 可归类在他处的孕产妇疾病，但并发于妊娠、分娩和产褥期

当要分类的情况被医务人员指出是并发于妊娠状态、由于妊娠而加重或成为产科医疗的理由时，所提供的亚目应优先于第十五章以外的类目作为“主要情况”编码。其他章的适当编码可以用做选择性附加编码以详细说明情况。

例 26：主要情况：弓形体病
其他情况：妊娠未分娩
专科：　高危产前门诊
把原生动物疾病并发妊娠、分娩和产褥期作为“主要情况”编码(O98.6)。B58.9(未特指的弓形虫病)可用做选择性附加编码以标明特定的病原体。

第十八章：症状、体征和临床与实验室异常所见，不可归类在他处者

本章的类目不应作为“主要情况”编码，除非症状、体征或异常所见明确地是在一次医疗事件期间所治疗或调查的主要情况并且与医务人员记录的其他情况无关。如需要进一步信息，另见规则 MB3(第 4.4.3 节)以及第一卷第十八章的说明。

第十九章：损伤、中毒和外因的某些其他后果

当记录为多处损伤并且其中没有一处已被选为“主要情况”时，则编码到下列类目中提供用于陈述多处损伤的类目：

- 同一身体区域的同种类型损伤(通常为 S00-S99 类目的第四位数 .7)
- 同一身体区域的不同类型损伤(通常为每一节最后类目的第四位数 .7，即 S09、S19、S29 等等)；以及
- 不同身体区域的同种类型损伤(T00-T05)。

注意下列例外：

- 记录为内部损伤并仅伴有浅表性损伤和/或开放性伤口者，把内部损伤作为“主要情况”编码；
- 颅骨和面骨骨折并伴有有关的颅内损伤者，把颅内损伤作为“主要情况”编码；
- 记录为颅内出血并仅伴有头部其他损伤者，把颅内出血作为“主要情况”编码；以及
- 记录为骨折并仅伴有同一部位的开放性伤口者，把骨折作为“主要情况”编码。

当使用多处损伤类目时，对所列任何一种损伤的编码都可以用做选择性附加编码。在上述例外的例子中，除了对主要情况的编码外，有关的损伤还可以通过一个选择性附加编码或通过为此目的提供的一位数字来加以标明。

例 27：主要情况：膀胱和尿道损伤
其他情况：—
把多种盆腔器官的损伤作为“主要情况”编码(S37.7)。S37.2(膀胱损伤)和 S37.3(尿道损伤)可以用做选择性附加编码。

例 28：主要情况：开放性颅内伤口伴有小脑出血

其他情况：—

把创伤性小脑出血作为“主要情况”编码(S06.8)。需要时，可以通过附加编码 S01.9(头部开放性伤口，部位未特指者)或对编码 S06.8 加上数字 1(伴有开放性颅内伤口)(S06.8.1)来指明开放性颅内伤口。

T90-T98　损伤、中毒和外因的其他后果的后遗症

如果记录了残余情况的性质，那么这些编码不能作为“主要情况”的优选编码。当对残余情况编码时，T90-T98 可以用做选择性附加编码。

第二十章：疾病和死亡的外因

这些编码不能作为“主要情况”的编码。它们是打算用做选择性附加编码以标明可分类在第十九章的情况的外因，也可以用做分类在任何其他章中具有外因情况的选择性附加编码。

5. 统计报告

5.1 引言

本节介绍了用于国际间比较的有关统计规则以及在国家和国家内地区统计表中对数据报告的准则。

为了加工处理(包括编码)诊断性数据以及它们的交叉列表的其他项目，负责数据分析的人员应当参与草案的制定。

5.2 数据来源

开具死亡原因医学证明通常是主治医师的职责。死亡原因医学证明书应与国际推荐的格式相一致(见第4.1.3 节)。管理程序应确保死亡证明书或其他医学记录数据的保密。

由验尸官或其他法律权威机构证明的死亡病例，除了任何法律所见外，向证明者提供的医学证据应在证明书中述及。

5.3 报表中原因的详细程度

有多种根据 ICD 编码编制原因列表的标准方法，以及对进行国际间比较编制列表的正式建议(见第5.6 节)。在其他报表中，ICD 的层次结构对可能进行的分组留有相当大的灵活性。

ICD 的三位数和四位数标题对相当多的细节留有余地。它们有时用于产生涉及数据全部范围的参考表，这种表可以不发布，但要保存在中心办公室，它可以根据要求摘要提供涉及特定诊断的信息。这一水平的分类也可以供有兴趣在有限诊断范围内进行详细研究的专家使用。为此目的，可以在第五位甚至第六位数水平上增加更多的细节，但其编码要么采用对 ICD 某些标题给出补充数码的办法，要么采用分类家族的某一个专科适用本。

尽管已经做过各种努力以使 ICD 的四位数亚目标题在独立存在时也有意义，但它们有时还需要和三位数类目标题结合起来读出。在这种情况下就需要既包括三位数类目标题(及它们的全体)，又使用专门适合四位数标题的名称，这样在它们独立存在时才容易理解。在三位数水平上有 2000 多个标题，标出了所有公共卫生可能感兴趣的情况。

第一卷中还有特殊类目表，它们是在使用三位数列表也过于详细的情况下使用的，这样的设计是为了便于国际间重要疾病的比较，而且疾病的分组也不会因为不同国家使用不同的分组而受到破坏。

5.4 推荐的死亡特殊类目表

在第一卷中给出了死亡特殊类目表。

5.4.1 节略列表

两个节略列表，表 1 和表 3 对 ICD 各章都提供了条目，并且它们在多数章中还等同于选择列表的条目和标有“……的剩余部分”的残余条目，这些残余条目完善了有关章节的范围。为了许多出版物的目的，它们将 ICD 三位数类目的全部范围压缩成便于处理的若干条目。

5.4.2 选择列表

两个选择列表，表 2 和表 4 包含了多数 ICD 章有关情况和外因的条目，它们对涉及国家和国际水平上的人口健康状况和有关死亡的监测与分析有重要意义。没有提供各章的合计而且仅在少数章有残余标题，这样也能获得总数。

5.4.3 使用词头以标明死亡列表

为防止在对相同情况有不同号码的特殊类目表之间发生混淆，对条目号使用了数码词头。(条目号与 ICD 四位数编码的区别在于 ICD 编码的首位是一个字母)。当一个改编了的列表用于国家或国家内地区目的时，则应使用另一个标识词头。

5.4.4 为局部地区设计的列表

四个特殊类目表为多数国家提供了关于最重要的疾病和死亡外因信息的充足来源。它们也利于进行延时比较和作为卫生项目产生效力的相关频度上的移动观察，例如，传染病和变性性疾病。它们允许在国家内地区和人口子群之间进行比较。另外，它们使死亡原因在国际间有意义的比较成为可能。

当不需要进行国际间比较时，可以为局部地区设计类似特殊类目表的列表。对这样列表的 ICD 标题可以用最恰当和最有用的方式去选择和分组。也需要特殊列表，例如，从疾病和死亡方面监测许多局部地区卫生项目的进程。

当根据国家的要求改编特殊类目表，或者当为一个新的或特殊的项目设计类目表时，进行一下试运行是有益的，只需简单地计算归入每个三位数类目的病例数以确定哪些情况分组对大标题是恰当的，以及在哪个地方必须使用亚目。

在编制局部地区使用的列表时，压缩类目的关键是应包括核心分类的三位(或四位)数编码。

5.5 疾病特殊类目表

5.5.1 使用说明

疾病类目表包括298个详细条目。疾病列表是一个压缩表，每个类目只计入一次，而且通过对连续条目的相加可以得到疾病分组和ICD各章的总数。

疾病列表是设计作为国家列表和国家之间比较的基础。可以通过适当地压缩或扩展核心分类来编制国家列表。此表适用于住院病人医疗的数据，而且经过适当的修订-特别是对一些条目的聚集和对第十八章(症状、体征和临床与实验室异常所见)以及第二十一章(影响健康状态和与保健机构接触的因素)条目的扩展-从而适用于其他来源的信息，如流动医疗和调查。在编制局部地区使用的列表时，压缩类目的关键是应包括核心分类的三位(或四位)数编码。

当用于双重分类的星号编码包括在分析中时，疾病列表中也包括了星号类目的编码号。该列表既能以剑号为基础也能以星号为基础进行使用，因此指出每个表所采用的基础是至关重要的。

5.5.2 根据国家的要求对疾病特殊类目表的改进

在研究了ICD三位数标题的出现频率之后，如果认为有必要扩展该列表，那么ICD类目范围中的一些条目应根据核心分类以至在四位数的水平上进行细分。如果认为推荐列表过于详细或者需要一个更短的表，则可以在全国或局部地区关心的基础上作出选择。如何合并类目以缩短列表取决于一个国家的“流行病学概貌”。

5.6 与用于国际比较的统计表有关的建议

5.6.1 统计表

按照原因、性别、年龄和地理区域进行交叉分类的详细程度既取决于统计的目的和范围，又取决于对这些报表的实际限制。设计用于促进国际可比性的下列类型，提出了表达各种特征的标准方式。当不同的分类用于公布的统计表时(例如:年龄分组)，就应缩减至推荐分组中的一种。

(a) 按照国际疾病分类进行的分析，最好应与下列情况一致：
  (1) 三位数类目的详细列表，伴有或不伴有四位数亚目
  (2) 死亡特殊类目表中的一个
  (3) 疾病特殊类目表

(b) 一般性用途的年龄分组：
  (1) 小于1岁，1~4岁，从5岁至84岁按5岁间隔分组，85岁及以上；
  (2) 小于1岁,1~4岁,5~14岁,15~24岁,25~34岁,35~44岁,45~54岁,55~64岁,65~74岁,75岁及以上；
  (3) 小于1岁，1~14岁，15~44岁，45~64岁，65岁及以上。

（c）按照地区分类，最好应与下列情况一致：

（1）以每个主要城市划分；

（2）每个一百万及以上人口的城市或大城市，否则，至少有十万人口的最大城市；

（3）全国十万及以上人口城市地区的合计；

（4）全国十万人口以下城市地区的合计；

（5）全国农村地区的合计；

注1：与(c)有关的统计中应包括所使用的城市和农村的定义。

注2：在一些国家中，死亡原因医学证明不完整或只限用于某些地区，则应另外发表未经医学证明的死亡人数。

5.6.2 死亡原因报表

对于一个确定地区的死亡原因统计应按照上述建议(a)(1)制表，如若不能，则按照建议(a)(2)制表。死亡应优先按照建议(b)(1)中的性别和年龄分组进行分类。

对于按照建议(c)划分地区的死亡原因统计应服从建议(a)(2)，如若不能，则服从建议(a)(3)。它们应优先按照建议(b)(2)中的性别和年龄分组进行制表。

5.7 与胎儿、围生儿、新生儿和婴儿死亡有关的标准及报告要求

世界卫生大会一直采用下列定义，这些定义与适合国际比较的统计及所获得数据的报告要求有关。世界卫生大会采用的定义登载在第一卷，为了方便起见，重新陈述如下。

5.7.1 定义

活产

活产是指不论妊娠期长短而自母体完全排出或取出的受孕产物，他与母体分离后，不论脐带是否切断或胎盘是否附着，只要能够呼吸或显示任何其他生命证据，如心脏跳动、脐带搏动或随意肌的明确运动，这样出生的每一产物均被视为活产。

胎儿死亡［死产胎儿］

胎儿死亡是指不论妊娠期长短而自母体完全排出或取出之前即已死亡的受孕产物（胎儿）。死亡的指征是在与母体分离后胎儿没有呼吸，也没有任何其他生命证据，如心脏跳动、脐带搏动或随意肌的明确运动。

出生体重

胎儿或新生儿在出生后第一次测量得到的体重。

对活产儿来说，出生体重的测量时间最好是在出生后体重发生明显丢失之前的生命的头1小时之内。当统计报表中包括对出生体重按照500克间隔分组的栏目时，不应将体重记录在这些分组中。实际体重应记录到所能测量的精确程度。

“低”、“很低”和“极低”出生体重的定义并不构成相互排除的等级。每个等级均可包括本组限之下的一切情况，因此是重叠的(即:“低”包括“很低”和“极低”，而“很低”则包括“极低”)。

低出生体重

出生体重低于2500克(最高达到2499克，包括2499克)。

很低出生体重

出生体重低于1500克(最高达到1499克，包括1499克)。

极低出生体重

出生体重低于1000克(最高达到999克，包括999克)。

胎龄

妊娠期应自末次正常月经的第一日算起。胎龄以完整的天数或周数来表示(例如分娩发生于末次正常月经开始后的第280至286整天期间，都认为胎龄是40周)。

当根据月经日期计算时，胎龄常常是造成混淆的根源。为了从末次正常月经期的第一天日期和分娩日期来计算胎龄，应该记住第一天是0天而不是1天；所以0~6天相当于“0整周”，7~13天相当于“1整周”，而实际妊娠的第40周是和胎龄的“39整周”同义的。当末次正常月经期的日期不能得到时，最好根据临床估计值来估计胎龄。为了避免误解，报表应同时列出周数和天数。

不足月妊娠

妊娠不满37整周(少于259天)者。

足月妊娠

妊娠超过37整周而不满42整周(259~293天)者。

过期妊娠

妊娠达到或超过42整周(294天或超过294天)者。

围生期

围生期自妊娠的第 22 整周(154 天)开始(此时正常出生体重为 500 克)，至出生后的 7 整天结束。

新生儿期

新生儿期自出生时开始，至出生后第 28 整天结束。新生儿死亡(活产儿在出生后未满 28 整天内的死亡)可以细分为早期新生儿死亡，即出生后未满 7 整天内的死亡；和晚期新生儿死亡，即出生后活满 7 整天但在未满 28 整天内的死亡。

在出生后的第 1 天(即 0 天)内死亡的年龄应该以生存的整分钟或整小时为单位来记录。对出生后的第 2 天(1 天)、第 3 天(2 天)直到 27 整天，死亡的年龄应以天为单位来记录。

5.7.2 报告标准

对胎儿死亡和出生登记的法律要求在各个国家有所不同，甚至国家内也有差异。可能的话，所有出生体重不少于 500 克的胎儿和婴儿，不管存活或死亡，均应包括在统计中。当不能获得出生体重时，应使用胎龄(22 整周)或身长(25 厘米，顶踵)的相关标准。确定一次事件是否发生在围生期内的标准应采用下列顺序：(1)出生体重，(2)胎龄，(3)顶踵长。建议在国家统计中包括出生体重在 500 克至 1000 克之间的胎儿和婴儿，这既为了它本身的价值，也为了用它改进在 1000 克及以上的报告范围。

5.7.3 国际间比较的统计

在国际间比较的统计中，包括极低出生体重组就破坏了比较的有效性，因而不建议这样做。各国应约定登记和报告的步骤，以便容易地使包括在统计中的事件及其标准达到一致。与这些标准不一致的未成熟胎儿和婴儿(即：体重低于 1000 克)应从围生期统计中除去，除非该国家有法律性或其他有约束力的理由，在这种情况下必须明确陈述所包括的内容。当不知道出生体重、胎龄和顶踵长时，应在围生期死亡统计中包括该事件而不是除外它。各国还应发布把所有比和率的分子和分母限定在体重 1000 克或以上胎儿和婴儿(体重特定的比和率)的统计资料；当不能获得出生体重的信息时，应采用相关的胎龄(28 整周)或身长(35 厘米，顶踵)。

在报告胎儿、围生儿、新生儿和婴儿的死亡统计中，只要可能，就应标出在活产、胎儿死亡以及与出生体重 500 ~ 999 克和 1000 克及以上有关情况中由于畸形引起的死亡数。由于畸形引起的新生儿死亡应再划分为早期和晚期新生儿死亡。这些信息能够使围生儿和新生儿死亡统计去报告具有或不具有畸形的死亡。

比和率

公布的比和率总要指出分母，即：活产数或出生总数(活产数加胎儿死亡数)。鼓励各国提供下面所列出的比和率，或者在他们的数据收集制度允许的情况下尽可能多的比和率。

胎儿死亡比

$$=\frac{\text{胎儿死亡数}}{\text{活产数}}\times 1000$$

胎儿死亡率

$$=\frac{\text{胎儿死亡数}}{\text{出生总数}}1000$$

体重别胎儿死亡率

$$=\frac{\text{体重 1000 克及以上的胎儿死亡数}}{\text{体重 1000 克及以上的出生总数}}\times 1000$$

早期新生儿死亡率

$$=\frac{\text{早期新生儿死亡数}}{\text{活产数}}\times 1000$$

体重别早期新生儿死亡率

$$=\frac{\text{出生时婴儿体重在 1000 克及以上的早期新生儿死亡数}}{\text{体重在 1000 克及以上的活产数}}\times 1000$$

围生儿死亡比

$$=\frac{\text{胎儿死亡数和早期新生儿死亡数}}{\text{活产数}}\times 1000$$

围生儿死亡率

$$=\frac{\text{胎儿死亡数和早期新生儿死亡数}}{\text{出生总数}}\times 1000$$

围生儿死亡率是指每一千个出生中体重不少于 500 克（或当不能获得出生体重时，胎龄 22 整周以后或具有 25 厘米或以上的顶踵长者）的胎儿死亡数加上早期新生儿死亡数。因为在每一部分的分母不同，这个死亡率不必等于胎儿死亡率与早期新生儿死亡率的和。

体重别围生儿死亡率

$$=\frac{\text{体重 1000 克及以上的胎儿死亡数加婴儿出生体重 1000 克及以上的早期新生儿死亡数}}{\text{体重 1000 克及以上的出生总数}}\times 1000$$

新生儿死亡率

$$=\frac{\text{新生儿死亡数}}{\text{活产数}}\times 1000$$

体重别新生儿死亡率

$$= \frac{\text{婴儿出生体重 1000 克及以上的新生儿死亡数}}{\text{体重 1000 克及以上的活产数}} \times 1000$$

婴儿死亡率

$$= \frac{\text{年龄在一周岁以下的婴儿死亡数}}{\text{活产数}} \times 1000$$

体重别婴儿死亡率

$$= \frac{\text{在出生体重 1000 克及以上的活产中的婴儿死亡数}}{\text{体重 1000 克及以上的活产数}} \times 1000$$

5.7.4 围生儿死亡原因报告书

对于从为此目的(见第 4.3.1 节)所建议的证明书表格派生出来的围生儿死亡统计来说，所有报告情况中全部范围的多原因分析将产生出最大的利益。当这样的分析行不通时，最起码应对胎儿或婴儿的主要疾病或情况(部分(a))和影响胎儿或婴儿之母体的主要情况(部分(c))进行分析，并对这些情况的交叉分组列表进行分析。当有必要只选择一种情况时(例如，必须把早期新生儿死亡并入所有年龄死亡的单一原因列表中时)，则应选择胎儿或婴儿的主要疾病或情况(部分(a))。

特殊的婴儿死亡统计的年龄分组

(1) 对生命的第一周按天分组(不满24 小时、1、2、3、4、5、6 天)，以后为7 ~ 13 天、14 ~ 20 天、21 ~ 27 天、28 天及以上但不满两个月，从满两个月至一周岁按月分组(2、3、4、……11 个月)。
(2) 不满 24 小时、1 ~ 6 天、7 ~ 27 天、28 天及以上但不满三个月、3 ~ 5 个月、6 个月及以上但不满一周岁。
(3) 不满 7 天、7 ~ 27 天、28 天及以上但不满一周岁。

早期新生儿死亡的年龄分组

(1) 不满 1 小时、1 ~ 11 小时、12 ~ 23 小时、24 ~ 47 小时、48 ~ 71 小时、72 ~ 167 小时；
(2) 不满 1 小时、1 ~ 23 小时、24 ~ 167 小时。

围生儿死亡统计的出生体重分组

按 500 克体重间隔分组，即：1000 ~ 1499 克，等等。

围生儿死亡统计的胎龄分组

不满 28 周(不满196 天)、28 ~ 31 周(196 ~ 223 天)、32 ~ 36 周(224 ~ 258 天)、37 ~ 41 周(259 ~ 293 天)、42 周及以上(294 天及以上)。

5.8 与孕产妇死亡有关的标准和报告要求

5.8.1 定义

孕产妇死亡

孕产妇死亡是指处在妊娠期或妊娠终止后42天之内的妇女，不论妊娠期长短和受孕部位，由于任何与妊娠或妊娠处理有关的或由此而加重了的原因导致的死亡，但不包括由于意外或偶然原因导致的死亡。

晚期孕产妇死亡

晚期孕产妇死亡是指处在妊娠终止42天以后但未满一年之内的妇女，由于直接或间接产科原因导致的死亡。

与妊娠有关的死亡

与妊娠有关的死亡是指处在妊娠期或妊娠终止后42天之内的妇女，不管任何原因导致的死亡。

孕产妇死亡应再细分为两组：

直接产科死亡： 直接产科死亡是指由于妊娠状态（妊娠、分娩和产褥期）下的产科并发症、由于医疗的操作干预、疏忽遗漏、处理不当或由于上述情况的任何一种而引起的一系列事件导致的死亡。

间接产科死亡： 间接产科死亡是指由于以前已存在的疾病或在妊娠期新发生的疾病，这些疾病虽非由直接产科原因所引起，却由于妊娠的生理影响而加重，从而导致死亡。

为了提高孕产妇死亡数据的质量并提供在妊娠或与之有关期间收集死亡数据另外的方法，以及鼓励记录在妊娠终止后超过42天发生的产科原因死亡，1990年第四十三届世界卫生大会通过了一些国家关于在死亡证明书中填写有无现时妊娠及在死前一年内妊娠的建议。

5.8.2 国际报告

虽然晚期孕产妇死亡的记录对于国家分析目的是有用的，但为了国际孕产妇死亡报告的目的，仅把在42天标准期间结束前发生的那些孕产妇死亡包括在各种比和率的计算中。

5.8.3 发布孕产妇死亡率

发布孕产妇死亡率总应指定分子(记录为孕产妇死亡的数)，它可以给定如：

·记录为直接产科死亡的数，或

·记录为产科死亡的数(直接加间接)。

应注意由于HIV病(B20-B24)和产科破伤风(A34)造成的孕产妇死亡应编码到第一章。但必须注意把这些病历包括在孕产妇死亡率中。

5.8.4 孕产妇死亡的分母

用于计算孕产妇死亡的分母应指定为活产数或出生总数(活产数加胎儿死亡数)。当两个分母都可获得时，应分别发布对每个计算的结果。

比和率

结果应表示为分子对分母的比，乘以K(K可以是1000、10000或100000，这根据各国的选择并加以指明)。因此，孕产妇死亡比和率可以表示如下：

孕产妇死亡率[1]

$$=\frac{\text{(直接和间接)孕产妇死亡数}}{\text{活产数}}\times K$$

直接产科死亡比

$$=\frac{\text{单纯直接产科死亡数}}{\text{活产数}}\times K$$

与妊娠有关的死亡比

$$=\frac{\text{与妊娠有关的死亡数}}{\text{活产数}}\times K$$

5.9 分类于死因不明的比例

如果高比例的死亡原因分配到第十八章(症状、体征和临床与实验室的异常所见，不可归类在他处者)就表明需要检查或评估制表数据的质量并把更特异的原因归到其他章中。

5.10 疾病

疾病有广泛多样的可能信息来源。最适用于分析以国家或区域为基础的数据是那些能计算出疾病发病率的数据，或者至少是那些正在大医院治疗的疾病数据。在适当的情况下，打算获得的主要是医疗事件的数据，它们与记录疾病原因和选择单一情况的准则及定义完全一致。其他的数据类型需要制定当地的规则。

---

[1] 在本文使用的“率”这个术语尽管不准确，但为了连续性的缘故，还是得以保留。

疾病统计问题就以"疾病"的定义开始。疾病统计在许多方面有待改进。疾病数据的国际可比性，目前仅适于很有限的范围和明确规定的目的。国家或区域在疾病方面的信息必须就其有关来源、对数据质量的背景知识、诊断可靠性以及人口统计和社会经济特征进行解释。

5.11 当类目表包括小计时需要注意的问题

对类目表中某些条目实际是小计的数据进行的那些处理并不总是显而易见的；例如，各节的标题和ICD四位数列表的例子、三位数类目的标题以及在死亡类目表的节略版中各章标题的条目。当计算总数时，这些项目应忽略不计，否则，病例就会被多次计数。

5.12 人口少的问题

当通过死亡和疾病数据来评估人口健康状况时，人口的多少是必须考虑的因素之一。在人口少的国家，在短列表许多类目中的每年事件数也会很少，并且会在各年度间无规律地起伏。特别是以年龄和性别分组的数据更是如此。这些问题可以通过采取一种或多种下面的措施得以缓和：

- 使用或报告ICD大组的标题，如各章；
- 对较长期数据的合计，例如，把前两年的数据与当年的数据一起计算并产生一个"移动平均"数；
- 采用第5.6.1节和第5.7.4节所建议的最大年龄分组。

适用于国家人口少的方法一般也适用于对较大人口下的国家内地区的人口段。对人口子群中的健康问题调查必须在所使用的分析类型上考虑每个子群大小的影响。在对待样本调查时一般认为是需要这样做的，但是在涉及全国人口中特殊人群的卫生问题调查时，常常被忽略。

5.13 "空格"和使用频率低的格

只要使用原因列表，就可能会发现在统计表中某些格内没有病例。如果一个表中有许多空行，那么值得考虑在发布该表或通过计算机打印出来时就省略这些行。当某种疾病在一个国家仅有偶发病例，那么这一行通常就可在发布该表时省略并加脚注以指明没有病例或者当确实发生零星病例时，格中就会出现病例。

对于使用频率非常低，特别是与意料之外发生的疾病有关的格，重要的是去确定病例的存在而且这不是编码和处理错误所造成的。这应作为数据一般质量控制的一部分来完成。

5a. 建议

1. 死亡原因医学证明书的责任(见第5.2 节)

   填写死亡原因医学证明书通常是主治医师的责任。至于由验尸官或其他司法机构证明的死亡，除了任何法医的发现外，医学证据应提供给证明人并描述在证明书上。

2. 死亡原因医学证明书的表格(见第5.2、4.1.3 和 4.3.1 节)

   死亡原因医学证明书应与国际推荐的格式一致(见第4.1.3 节)。围产儿死亡统计的收集应与推荐的格式一致(见第4.3.1 节)。

3. 医学信息的机密性(见第5.2 节)

   行政管理机构应确保来自死亡证明书或其他医学记录的数据的机密性。

4. 死亡统计报表中死因的选择(见第4.1.1 节)

   记录在死亡原因医学证明书中的死亡原因是所有导致或促进死亡的疾病、病态情况或损伤以及造成损伤的事故或暴力的情况。当只有一个死亡原因被记录时，则选择该原因制表。当不止一个死亡原因被记录时，则应按照 ICD 中给予的规则和指导作出选择。

5. 国际疾病分类的应用(见第2.1、2.2 和 3.3 节)

   ICD 的目的是允许对不同国家和地区以及在不同时间收集到的死亡和疾病数据进行系统的记录、分析、解释和比较。ICD-10 的“核心”分类是三位数编码，这是为国际间报告到 WHO 死亡率数据库和进行全面国际间比较所进行编码的标准水平。四位数亚目不是国际间报告的标准水平，它被推荐用于许多目的并成为 ICD 的必要组成部分，用于各种特殊的统计表。

   死亡统计和疾病统计应按照内容类目表和字母索引来进行编码。当发表四位数亚目时，必须是 ICD 的四位数亚目。任何补充或改变都应在发表的统计表中给予说明。

6. 围产儿死亡统计(见第5.7.2 和 5.7.3 节)

   建议在国家统计中包括所有出生体重低于 500 克的数据，不管其生存或死亡。当出生体重的信息无法获得时，应使用其他相应的标准：胎龄(22 整周) 或身长(25 厘米顶踵长)。对于确定是否该事件发生在围产期所依据的标准应所有以下顺序：(1)出生体重，(2)胎龄，(3)顶踵长度。

   建议在国家统计中包括胎儿或婴儿出生体重在 500 克到 1000 克的内容，不仅因为其固有的价值，而且还因为它改善了报告出生体重在 1000 克及以上数据所覆盖的范围。

   在国际比较的统计中，极低出生体重组的内容破坏了比较的有效性，而且不建议这样做。国家还应该在表达统计数据时严格按照胎儿或婴儿出生体重在 1000 克及以上计算所有的比和率的分子和分母(体重别计算的比和率)。对出生体重的信息无法获得的地区，应使用其他相应的标准：胎龄(28 整周)或身长(35 厘米顶踵长)。

7. 孕产妇死亡统计(见第5.8.2 和 5.8.3 节)

发表的孕产妇死亡率应该总是报告具体的分子数，可以给出：直接产科死亡记录数或产科死亡记录数(直接+间接)。为国际报告孕产妇死亡率的目的，只有那些发生在产后 42 天结束前的孕产妇死亡应包括在各种比和率的计算中，尽管后期死亡的记录对国家分析的目的是有用的。

8. 统计表(见第5.6.1 和 5.7.4 节)

按照原因、性别、年龄和地理区域交叉分组的详细程度将取决于统计的目的和范围以及制表时的实际限度。表达统计表的标准方法在第 5.6.1 和 5.7.4 节中描述以促进国际间的可比性。

9. 死亡原因报表(见第5.6.2 和 5.6.4 节)

对确定区域的死亡原因统计应与第 5.6.1 节的建议一致。死亡应尽可能按照第 5.6.1 节建议的性别和年龄进行分组。对围产儿死亡统计，对所有报告的情况进行全方位多原因分析将得到最大的利益。在不能进行这样分析的地区，最少要对胎儿或婴儿主要疾病或情况的分析以及母体影响胎儿或婴儿的主要情况采用分组交叉制表。对必须选择一种情况的地区，则应选择胎儿或婴儿的主要疾病或情况。

6. ICD 的发展史[1]

6.1 早期历史

著名的澳大利亚统计学家乔治·尼布斯(George Knibbs)爵士把首先试图对疾病进行系统分类的人归功于极富声望的弗朗索瓦·博西耶·德拉克鲁瓦(Francois Bossier de Lacroix,1706～1777)，多称他为索瓦热斯(Sauvages)(10)。索瓦热斯的论文综述以“系统疾病分类学”为标题发表。与索瓦热斯同时代还有一位伟大的方法学家林尼厄斯(Linnaeus,1707～1778)，他的论文之一题为“病种”。在十九世纪初，最通用的疾病分类是由爱丁堡人威廉·卡伦(William Cullen,1710～1790)编制的，该分类于1785年以“系统疾病分类学概要”为标题发表。

可是，为着各种实用目的开展的疾病统计研究是从一个世纪前由约翰·格隆特(John Graunt)研究伦敦死亡证明书时才算开始。这位先驱者试图通过估计活产儿童在六岁以前死亡的比率来举例说明他所设想的这种分类，可是得不到死亡的年龄记录。他汇集了所有分类为鹅口疮、惊厥、佝偻病、牙和虫病、早产、新生儿病、婴儿疾病、肝大病和闷死的死亡病例，并加入了分类为天花、猪痘、麻疹以及无惊厥虫病的一半死亡病例。尽管这个分类很粗糙，但以后的事实证明他对六岁以前儿童死亡率为36%的估计已经很不错了。虽然三个世纪以来疾病分类的科学准确性已有所发展，但是由于分类的困难,仍有不少人对努力编制疾病统计甚至死亡原因统计的用途抱怀疑态度。对于这些,正如梅杰·格林伍德(Major Greenwood)所说:“坐等医学统计直至疾病分类准而又准的科学纯粹派,并不比坐等河水退去的霍勒斯(Horace)的乡民更聪明”(11)。

可喜的是在预防医学的进程中，英格兰和威尔士注册总局在1837年初找到威廉·法尔(William Farr,1807～1883)，它的第一位医学统计学家，此人不仅充分地利用了当时所能获得的尚不完善的疾病分类，而且还致力于探索更好的分类方法并促使其在应用方面的国际统一。

法尔发现了当时在各公用事业部门中使用的卡伦(Cullen)分类法。他认为该分类既未曾修订过以体现医学科学的新进展，也不能满足统计方面的各种要求。因此，他在第一份“总注册师年度报告(12)”中讨论了指导疾病统计分类的原则并极力主张采用一个统一的分类，如下：

> 统一的统计命名尽管不够完善，但其优点是明显的，令人奇怪的是它在死亡类目表的实施中一直没引起重视。在许多情况下，每一种疾病可以用三或四个术语来表示，而每一个术语又已经适用于许多不同的疾病：使用了不明确、不适合的名称，或者并发症代替主要疾病被登记。命名法在这个调查部门中就如同物理科学的重量和度量单位一样重要，而且应尽早确定。

[1] 在第6.1～6.3节出现的多数资料是转载自ICD第七次修订本的前言,它对分类的早期历史给予了精采的描述。

发表在“总注册师年度报告”中的法尔写给总注册师的年度“信件”中，他不断地研究和考虑命名法和统计分类两方面的问题。1853 年在布鲁塞尔举行的第一届国际统计大会强烈地认识到一份统一的死亡原因分类的实用价值，大会要求威廉·法尔和日内瓦的马克·德斯潘(Marc d'Espine)制定一份国际适用的、统一的死亡原因分类。1855 年在巴黎举行的下一届大会上，法尔和德斯潘分别递交了基于不同原则编制的两份列表。法尔的分类按五组排列：流行病、躯体(全身)疾病、按照解剖部位排列的局部疾病、发育性疾病和暴力直接所致的疾病。德斯潘则按照疾病的性质分类疾病(痛风、疱疹、血液病，等等)。大会通过了一个有 139 个标题的折衷列表。1864 年，这个分类在巴黎以法尔的模式为基础进行了修订，以后在 1874、1880 和 1886 年又相继做了进一步的修订。尽管这个分类从未获得举世公认，但是由法尔建议的总体排列，包括按解剖部位分类疾病的原则却作为国际死亡原因列表的基础保留下来。

6.2 国际死亡原因列表的诞生

继续行使国际统计大会职能的国际统计学会，于 1891 年在维也纳的会议上责成一个委员会起草一份死亡原因的分类，该委员会由巴黎市统计处主任雅克·贝蒂荣(Jacques Bertillon,1851～1922)任主席。有趣的是贝蒂荣是一位知名的植物学家兼统计学家阿希尔·吉亚尔(Achille Guillard)的外孙子，而吉亚尔正是在 1853 年第一届国际统计大会上提议请法尔和德斯潘起草统一分类的人。贝蒂荣在 1893 年芝加哥国际统计学会会议上，提交了该委员会的报告并被会议通过。由贝蒂荣的委员会起草的分类以巴黎市使用的死亡原因分类为基础，而该分类自 1885 年修订以来就已综合了英国、德国和瑞士三国的分类。这个分类以法尔采用的将全身性疾病和局限于某一具体器官或部位的疾病区分开来的原则。根据瑞士联邦统计局局长 L. 吉尧姆(L. Guillaume)的建议在维也纳大会作出的指示，贝蒂荣列入了三个分类：第一个是有 44 条的简略分类；第二个是有 99 条的分类；第三个是有 161 条的分类。

这个开始被称为“贝蒂荣死因分类”的分类受到了普遍的认可，并被许多国家及城市所采用。该分类最先是在北美由赫苏斯 E. 蒙加拉(Jesus E. Monjaras)用于墨西哥圣路易德波多锡城(San Luis de Potosi)的统计中(13)。1898 年美洲公共卫生协会在加拿大渥太华举行的会议上，加拿大、墨西哥和美国的注册师们建议采用贝蒂荣分类。该协会进一步建议这个分类应每十年修订一次。

1899 年在克里斯蒂尼亚(Christiania)举行的国际统计学会会议上，贝蒂荣提交了一个有关分类进展的报告，其中包括美洲公共卫生协会每十年修订一次的建议。于是，国际统计学会通过下列决议(14)：

> 国际统计学会确信在不同国家中使用可比性命名法的必要性：
>
> 高兴地获悉在 1893 年提出的死亡原因命名系统已被北美所有的统计机构、部分南美和欧洲的统计机构所采用；
>
> 极力主张欧洲所有的统计机构在原则上一律不加修改地采用这个命名系统；
>
> 至少在总的原则上同意美洲公共卫生协会在 1898 年渥太华会议上提出的每十年修订一次的制度；
>
> 要求尚未遵守这个命名法的统计机构毫不拖延地开始采用，并对死亡原因命名法的可比性做出贡献。

1900 年 8 月，法国政府在巴黎召开了第一次“贝蒂荣或称国际死亡原因列表的国际修订会议”。来自 26 个国家的代表出席了这次会议。会议在 1900 年 8 月 21 日通过了一个包含 179 组的详细分类和一个包含 35 组的简略分类。会议认识到每十年修订一次的必要性，并请法国政府在 1910 年召开下一届会议。事实上，法国政府在 1909 年召开了下一届大会，随后又召开了 1920、1929 和 1938 年的会议。

贝蒂荣一直是促进国际死亡原因列表的主导力量，并在他的领导下完成了 1900、1910 和 1920 年的修订工作。他作为国际会议的秘书长，曾把 1920 年的修订讨论稿分送给 500 多人征求意见。他在 1922 年去世，使该国际会议失去了一位舵手。

在 1923 年国际统计学会会议上，贝蒂荣在法国的继承人米歇尔·于贝(Michel Huber)意识到这种缺乏领导的状况，提议国际统计学会更新它在 1893 年有关国际死亡原因分类的立场，并与其他国际组织合作共同起草继后的修订本。国际联盟卫生组织对生命统计也很重视并任命一个统计专家委员会研究疾病和死亡原因的分类以及在医学统计领域中的其他问题。E. 勒斯勒(E. Roesle)，德国卫生局医学统计处主任兼统计专家委员会成员之一，起草了一篇专题论文，列举了 1920 年国际死亡原因列表的扩充标题，如果该分类要用作疾病统计类目表的话，这样做是必要的。国际联盟卫生组织在 1928 年发表了这篇慎重的研究论文(15)。为了协调国际统计学会和国际联盟卫生组织的工作，由这两个机构派出对等人数的代表，组成一个国际委员会，称之为“联合委员会”。该委员会起草了国际死亡原因列表第四次(1929 年)和第五次(1938 年)修订本的提案。

6.3 第五次十年修订会议

对国际死亡原因列表的第五次国际修订会议同以前的会议一样，由法国政府召集并于 1938 年 10 月在巴黎举行。会议通过了三个列表：一个有 200 个标题的详细列表、一个有 87 个标题的中等列表和一个有 44 个标题的简略列表。除了根据科学的进展，特别是在传染病和寄生虫病一章，对列表加以更新，并在产褥期情况和意外事故各章进行了修改以外，会议在内容、数量甚至条目的号码上尽可能不做改变。会议还拟定并通过了死产原因的列表。

关于疾病统计的疾病分类，会议认识到越来越需要一个相应的疾病列表以满足各种不同组织对统计的需求，如医疗保险组织、医院、军队医疗机构、卫生管理和类似的团体。因此，通过了下列的决议(16)：

2. 国际疾病列表

就编制与国际死亡原因列表对应的国际疾病列表的重要性而言：

会议建议，就像 1929 年由国际统计学会和国际联盟卫生组织任命联合委员会一样，和特别有关的组织的专家和代表一起承担编制国际疾病列表的任务。

在编制国际疾病列表期间，会议建议各国使用的列表应尽可能与详细的国际死亡原因列表一致(上述列表各章、标题和小标题的号码要在括号中列出)。

会议在下列决议中(16)进一步建议美国政府继续其死亡联合原因统计处理的研究：

3. 死亡证明书和当列出一个以上原因时的死亡原因选择(联合原因)

会议鉴于1929年请美国进行了对死亡证明书上提及两个或多个原因的那些情况通过统一方法选择将要制表的主要死亡原因的研究；

及鉴于完成的几个调查或在几个国家的编制过程中显出这个尚未得到解决的问题的重要性；

及鉴于根据这些调查，对来自各种疾病的死亡率的国际可比性的要求，不仅要解决主要制表死亡原因的选择问题，而且要解决许多其他问题；

(1) 十分感谢美国政府在这种联系上已完成或已促进的工作；

(2) 请美国政府在今后的十年中继续它的调查，在更广的基础上与其他国家和组织合作；

(3) 建议，为了这些今后的调查，美国政府应建立一个包括在这种联系中参与进行调查的国家及组织之代表的分委员会。

6.4 以前用于疾病统计的疾病分类

在迄今为止的讨论中,提出过的疾病分类几乎都与死亡原因统计有关。然而,法尔认识到最好“对疾病用同一系统的命名法扩展,这些疾病虽然不致命,但能够导致人的残疾,而且现在可以包括在陆军、海军、医院、监狱、精神病院、各种公共机构和疾病团体的疾病报表中,还可以包括在像爱尔兰这样的国家中,它们的人口普查统计所有人的疾病”(9)。因此在他向第二届国际统计大会提交的“关于疾病命名和统计分类的报告”中,包括在疾病总列表中的大多数疾病是影响健康的疾病,还有致命的疾病。1860年在伦敦召开的第四届国际统计大会上,弗洛伦斯·南丁格尔(Florence Nightingale)在“医院统计的统一计划建议书”一文中极力主张采用法尔的疾病分类法来进行医院疾病的制表。

1900年在巴黎召开的第一次国际会议修订了“贝蒂荣死亡原因分类”，通过一个用于疾病统计的并行的疾病分类。在1909年的第二次国际会议上，还通过了一个并行的列表。非致命疾病的另外类目由死亡原因分类中某些标题的亚分类编成两或三个疾病组，每组指定一个字母。第二次十年修订的英文译本于1910年由美国商务和劳工部发表，题为“国际疾病和死亡原因分类”。后来的修订本把其中的一些组并入详细的国际死亡原因列表。第四次国际会议通过了一个不同于详细的国际死亡原因列表的疾病分类，该分类仅增加了进一步细分的12个标题。可是，这些国际疾病分类没有得到普遍的认可，因为它们仅提供了在基础死亡原因列表上的有限扩展。

由于缺乏一个满足疾病统计应用的统一的疾病分类，许多国家认为有必要编制它们自己的列表。1936年加拿大卫生自治委员会编制并发表了一个标准疾病编码。该编码的主要亚目代表了国际死亡原因列表1929年修订本的18章内容，而且被细分到380个具体的疾病类目。在1938年的第五次国际会议上，加拿大的代表介绍了这个列表的修改本，考虑作为国际疾病原因列表的基础。虽然对此建议没有采取行动，但是会议通过了上面引用的决议。

1944 年，英国和美国两个国家都发表了用于疾病统计报表的疾病和损伤的临时分类。两个分类都比加拿大的列表更广泛，但又像它一样，总的疾病次序遵循了国际死亡原因列表。英国的分类是由成立于 1942 年 1 月的医学研究协会疾病统计委员会编制的。其标题为“用于编制疾病统计的疾病和损伤临时分类(17)”。编制它的目的是通过使用疾病和损伤的标准分类提供一个在英国收集和记录住院病人统计材料的方案。该分类在全国范围被政府和其他机构所使用。

早在 1940 年 8 月，美国公共卫生局医务主任和美国人口普查局局长联合发表了一个用于疾病统计报表的疾病和损伤列表(18)。编码是公共卫生局公共卫生方法处与由医务主任任命的顾问委员会合作编制的。“用于疾病统计的按照诊断编码对疾病原因编码的手册”发表于 1944 年，它由诊断编码、一个内容类目表和一个字母顺序索引所组成。该编码用于几所医院、用于大量私立医院的保险计划和医疗保健计划，并用于美国其他机构的专门研究。

6.5 美国联合死亡原因委员会

按照第五次国际会议的决议，美国国务卿在 1945 年任命由约翰霍普金斯（Johns Hopkins）大学生物统计教授洛厄尔 J. 里德(Lowell J. Reed)以主席身份领导美国联合死亡原因委员会。该委员会的成员和顾问包括加拿大、英国和国际联盟卫生处的代表。委员会认识到对于疾病和死亡统计列表的一般思维倾向，并决定在着手处理联合原因的材料之前，它应有利于从疾病和死亡的观点来考虑分类，因为联合原因的问题与这两种统计类型有关。

委员会还考虑了以前的国际会议关于国际疾病列表的部分决议，即“各国使用的列表应尽可能与详细的国际死亡原因列表一致”的建议。委员会认识到疾病和损伤分类与死亡原因分类是紧密相关的。这些根本不同的列表观点产生于对国际列表是一种终结原因分类的错误认识，而事实上它是基于引起一系列最终导致死亡之事件的疾病情况。委员会相信，为了充分利用疾病和死亡统计，不仅要使用于两种目的的疾病分类都具有可比性，而且可能的话，应该有一个单一的列表。

此外，使用涉及疾病和死亡病例的统计组织数量不断增加。即使在仅编辑疾病统计的组织中，也必须对致死及不致死的病例编码。因此，一个单一列表极大地利于其编码操作。它还为疾病和死亡统计的可比性提供了一个共同的基础。

因此任命了一个分委员会，编制一个“疾病、损伤和死亡原因统计分类提议”的草案。在经过加拿大、英国和美国的各种机构试行的基础上加以修改后，委员会通过了最后的草案。

6.6 国际列表的第六次修订

1946 年 6 月和 7 月，在纽约召开的国际卫生大会(19)委托世界卫生组织临时委员会负责：

> 审查现存的机制，进行可能必要的下列方面的准备工作：
>
> (1)“国际死亡原因列表”的下一次十年修订(包括1934 年国际协议通过的与死亡原因统计有关的列表)
>
> (2) 国际疾病原因列表的制定

为了完成这项任务，临时委员会任命了专家委员会以编制国际疾病和死亡原因列表的第六个十年修订本。

该委员会充分考虑了有关疾病和死亡分类的流行观点，审查并修改了上述建议的由美国联合死亡原因委员会编制的分类。

由此而产生的分类被散发到编制疾病和死亡统计的各国政府，以征求它们对标题为“国际疾病、损伤和死亡原因分类”的意见和建议。专家委员会研究了反馈的意见并编制了一个并入这些旨在改进分类的实用性和可接受性的改变的修订本。委员会还编辑了一个诊断性术语列表置于分类的每个标题下。而且，分委员会被指派对可归类到该分类适当类目的诊断性陈述编制一个综合的字母顺序索引。

委员会还考虑了用于疾病和死亡统计制表及发表的特殊原因列表的结构和用途并研究了与死亡统计的国际可比性有关的其他问题，如医学证明书的格式和分类规则。

根据 1938 年第五次修订会议闭幕时签订的协议，法国政府于 1948 年 4 月 26 至 30 日在巴黎召开了国际疾病及死亡原因列表的第六次国际修订会议。会议委托法国主管机构和世界卫生组织联合组成秘书处，秘书处根据 1946 年国际卫生大会各国政府代表所做的安排为会议做了准备工作(19)。

会议通过了由专家委员会编制的分类，将其作为第六次国际列表的修订本(20)。还考虑了专家委员会关于疾病和死亡统计的编辑、制表及发表的其他提议。会议批准死亡原因医学证明书的国际格式，接受根本死亡原因作为制表的主要原因并赞同选择根本死亡原因的规则以及用于疾病和死亡数据制表的特殊列表。会议还进一步建议世界卫生大会应通过世界卫生组织章程的第 21(b)条下的条例以指导各成员国根据国际统计分类来编辑疾病和死亡统计。

1948 年，第一届世界卫生大会签署了第六次修订会议的报告并通过了根据会议的建议编制的世界卫生组织第一号条例。国际分类，包括限定类目内容的内容类目表，与死亡原因医学证明书的格式、分类规则和用于制表的特殊列表一起并入“疾病、损伤和死亡原因国际统计分类手册(21)”。手册由两卷组成，第二卷是一个将诊断名称编码到适当类目的字母顺序索引。第六次十年修订会议标志着国际生命和卫生统计的一个新纪元。除批准了用于死亡和疾病的一个综合性列表并同意了用于选择根本死亡原因的国际规则外，会议建议在生命和卫生统计领域采用一个国际合作的综合性计划。在该计划中，一个重要的项目就是建议政府建立国家生命和卫生统计委员会以协调本国的统计活动，并作为国家统计机构和世界卫生组织之间联系的桥梁。对这样国家委员会的进一步展望是，它们或者单独、或者与其他国家委员会合作，去研究公共卫生重要的统计问题并使世界卫生组织可以采用它们的调查结果。

6.7 第七次和第八次修订

国际疾病分类第七次国际修订会议在世界卫生组织的主持下于 1955 年 2 月在巴黎召开(22)。根据世界卫生组织卫生统计专家委员会的建议，这一次仅限于对错误和不一致之处做必要的更改和修正(23)。

第八次修订会议于1965年7月6日至12日由世界卫生组织在日内瓦召开(24)。这次修订比第七次更彻底，但分类的基本结构以及在可能的情况下按照病因而不按照特殊表现去分类疾病的基本思想保持不变。

在ICD第七次和第八次修订本实施期间，ICD在医院病案索引的使用方面迅速增加，而且有些国家编制了国家适用本提供附加的细节以满足对ICD使用的需要。

6.8 第九次修订

国际疾病分类第九次国际修订会议于1975年9月30日至10月6日由世界卫生组织在日内瓦召开(25)。在逐渐通向会议的讨论中，原来只打算做少量的改动而不是对分类的更新。这主要是因为每次分类被修订时，修改数据处理系统的费用昂贵。对ICD的兴趣已经大大增加而且必须寻找对此反馈的办法，这就部分要靠修改分类本身，部分要靠引入特殊的编码条款。不少代表来自在他们自己的统计中有兴趣使用ICD的专家团体。分类中的一些学科领域的安排被认为是不恰当的，而且存在很大压力要求分类更加详细和适用，通过把影响机体有关部位的情况归类到一章，而不是把那些根本的一般化疾病归类到一章，使分类与医疗保健的评价更加紧密相关。另一方面，来自一些国家和地区的代表，尽管在他们那里使用一个详细、复杂的分类是不切合实际的，但为了评价他们在医疗保健和疾病控制中的工作进展也还需要一个基于ICD基础上的分类。

最终提交并被会议接受的提案，保留了ICD的基本结构，不过在四位数亚目的水平上增加了许多细节以及一些选择性的五位数细目。为了不需要这些细节的使用者的利益，注意采取了一些措施以确保在三位数类目水平上的恰当。

为了希望编制统计表和适用于医疗保健之索引的使用者的利益，第九次修订本包括了一个分类诊断陈述的选择性更替方法，它同时包括了根本的一般性疾病和一个具体器官或部位的信息。这个系统被称为剑号和星号系统并被保留在第十次修订本中。许多其他的技术革新也包括在第九次修订本中，目的是增加它在各种情况下使用的灵活性。

第二十九届世界卫生大会注意到国际疾病分类第九次国际修订会议的建议，批准把用于试验目的的损伤和残疾补充分类以及医学操作分类作为国际疾病分类的补充，而不是其整体的一部分给予出版。大会还在许多有关的技术项目上做出建议：对死亡编码规则的少量修改并首次引入了用于疾病制表的单原因选择规则；修订、扩展用于围生儿死亡统计方面的定义和建议，并推荐一种围生儿死亡原因证明书；鼓励各国在多情况编码和分析上做进一步的工作，但没有建议正式的方法；和产生一个新的基础类目表。

6.9 第十次修订的准备

甚至在第九次修订会议之前，世界卫生组织就已经为第十次修订做准备。已经认识到在ICD使用上的大量扩展需要彻底地重新考虑它的结构并努力设计一个稳定和灵活的分类，这个分类在未来的许多年内无需从根本上进行修订。因此，理所当然地要求世界卫生组织的各疾病分类合作中心要对ICD-10的其他结构模式进行实验。

很清楚，确定两次修订间隔为十年的时间太短。修订过程的工作要在 ICD 当前版本使用时间长到足以能够给予全面评价之前才能开始，这主要是因为必须与许多国家和组织商量而使这个过程拖得很长。因此，世界卫生组织总干事写信给各成员国并征得他们的同意，将原计划在 1985 年召开的第十次修订会议一直推迟至 1989 年，并推迟引入应该在 1989 年到期的第十次修订本。除了允许对 ICD 结构的其他模式进行实验外，也为评价 ICD-9 提供了时间，例如，完成了由世界卫生组织一些地区办事处组织的会议以及总部组织的一次调查。

广泛的工作项目伴随在 ICD 第十次修订结束之后进行，并在复制于第一卷中的国际疾病分类第十次国际修订会议的报告中进行了描述。

参考文献

1. International classification of diseases for oncology (ICD-O), second ed. Geneva, World Health Organization,1990.
2. Systematized nomenclature of medicine (SNOMED). Chicago, College of American Pathologists, 1976.
3. Manual of tumor nomenclature and coding (MOTNAC). New York, American Cancer Society, 1968.
4. Systematized nomenclature of Pathology (SNOP). Chicago, College of American Pathologists, 1965.
5. The ICD-10 classification of mental and behavioural disorders: clinical descriptions and diagnostic guidelines. Geneva, World Health Organization, 1992.
6. International classification of procedures in medicine (ICPM). Vols 1 and 2. Geneva, World Health Organization, 1978.
7. International classification of impairments, disabilities and handicaps. A manual of classification relating to the consequences of disease. Geneva, World Health Organization, 1980.
8. International nomenclature of diseases. Geneva, Council for International Organization of Medical Sciences and World Health Organization; for details of individual volumes, see text.
9. Sixteenth annual report. London, Registrar General of England and Wales, 1856, App. p. 73.
10. Knibbs GH. The International Classification of Diseases and Causes of Death and its revision. Medical journal of Australia, 1929, 1: 2-12.
11. Greenwood M. Medical Statistics from Graunt to Farr. Combridge, Cambridge University Press, 1948.
12. First annual report. London, Registrar General of England and Wales, 1839, p. 99.
13. Bertillon J. Classification of the causes of death (abstract). In: Transactions of the 15th International Congresson Hygiene Demography. Washington, 1912.
14. Bulletin of the Institute of International Statistics, 1900, 12: 280.
15. Roesle E. Essai d'une statistique comparative de la morbidite devant servir a etablir les listes spéciales des causes de morbidité. Geneva, League of Nations Health Organization, 1928 (document C. H. 730).
16. International list of causes of death. The Hague, International Statistical Institute, 1940.
17. Medical Research Council, Committee on Hospital Morbidity Statistics. A provisional classification of diseases and injuries for use in compiling morbidity statistics. London, Her Majesty's Stationery Office, 1944 (Special Report Series No. 248).

18. US Public Health Service, Division of Public Health Methods. Manual for coding causes of illness according to a diagnosis code for tabulating morbidity statistics. Washington, Government Publishing Office, 1944 (Miscellaneous Publication No. 32).

19. Official Records of the World Health Organization, 1948, 11, 23.

20. Official Records of the World Health Organization, 1948, 2, 110.

21. Manual of the international statistical classification of diseases, injuries, and causes of death. Sixth revision. Geneva, World Health Organization, 1949.

22. Report of the International Conference for the Seventh Revision of the International Lists of Diseases and Causes of Death. Geneva, World Health Organization, 1955. (unpublished document WHO/HS/7 Rev. Conf. /17 Rev. 1; available on request from Strengthening of Epidemiological and Statistical Services, World Health Organization, 1211 Geneva 27, Switzerland).

23. Third report of the Expert Committee on Health Statistics. Geneva, World Health Organization, 1952 (WHO Technical Report Series, No. 53).

24. Report of the International Conference for the Eighth Revision of the International Classification of Diseases. Geneva, World Health Organization, 1965. (unpublished document WHO/ICD9/74.4; available on request from Strengthening of Epidemiological and Statistical Services, World Health Organization, 1211 Geneva 27, Switzerland).

25. Manual of international statistical classification of diseases, injuries, and causes of death. Volume 1. Geneva, World Health Organization, 1977.

附录 不可能引起死亡的情况

附录 不可能引起死亡的情况的编码类目或亚目

A31.1	皮肤分枝杆菌属感染
A42.8	其他形式的皮肤放线菌病
A60.0	生殖器和泌尿生殖道的疱疹病毒感染
A71.0-A71.9	沙眼
A74.0	衣原体结膜炎
B00.2	疱疹病毒性龈口炎
B00.5	疱疹病毒性眼病
B00.8	疱疹病毒性瘭疽
B07	病毒性疣
B08.1	传染性软疣
B08.8	口蹄疫
B30.0-B30.9	病毒性结膜炎
B35.0-B35.9	皮肤癣菌病
B36.0-B36.9	其他表面真菌病
B85.0-B85.4	虱病和阴虱病
F45.3-F45.9	躯体病样精神障碍
F50.1,F50.3-F50.9	进食障碍
F51.0-F51.9	非器质性睡眠障碍
F52.0-F52.9	非器质性障碍或疾病引起的性功能障碍
F60.0-F60.9	特异性人格障碍
F61	混合型和其他人格障碍
F62.0-F62.9	持久性人格改变,非由脑损害和疾病所致
F63.0-F63.9	习惯和冲动障碍
F64.0-F64.9	性身份障碍
F65.0-F65.9	性偏好障碍
F66.0-F66.9	与性发育和性取向有关的心理和行为障碍
F68.0-F68.9	成人人格和行为的其他障碍
F69	未特指的成人人格和行为障碍
F95.0-F95.9	抽动障碍
F98.0-F98.9	通常起病于童年和青少年期的其他行为和情绪障碍
G43.0-G43.2,G43.8-G43.9	偏头痛,除外并发的偏头痛(G43.3)
G44.0-G44.2	其他头痛综合征
G45.0-G45.9	短暂性大脑缺血性发作和相关的综合征
G50.0-G50.9	三叉神经疾患
G51.0-G51.9	面神经疾患

（续表1）

G54.0-G54.9	神经根和神经丛疾患
G56.0-G56.9	上肢单神经病
G57.0-G57.9	下肢单神经病
G58.7	多发性单神经炎
H00.0-H00.1	睑腺炎和睑板腺囊肿
H01.0-H01.9	眼睑的其他炎症
H02.0-H02.9	眼睑的其他疾患
H04.0-H04.9	泪器系疾患
H10.0-H10.9	结膜炎
H11.0-H11.9	结膜的其他疾患
H15.0-H15.9	巩膜疾患
H16.0-H16.9	角膜炎
H17.0-H17.9	角膜瘢痕和混浊
H18.0-H18.9	角膜的其他疾患
H20.0-H20.9	虹膜睫状体炎
H21.0-H21.9	虹膜和睫状体的其他疾患
H25.0-H25.9	老年性白内障
H26.0-H26.9	其他白内障
H27.0-H27.9	晶状体的其他疾患
H30.0-H30.9	脉络膜视网膜炎
H31.0-H31.9	脉络膜的其他疾患
H33.0-H33.5	视网膜脱离和断裂
H34.0-H34.9	视网膜血管闭塞
H35.0-H35.9	其他视网膜疾患
H40.0-H40.9	青光眼
H43.0-H43.9	玻璃体疾患
H46	视神经炎
H47.0-H47.7	视[第二]神经和视路的其他疾患
H49.0-H49.9	麻痹性斜视
H50.0-H50.9	其他斜视
H51.0-H51.9	双眼运动的其他疾患
H52.0-H52.7	屈光和调节疾患
H53.0-H53.9	视觉障碍
H54.0-H54.7	视力缺损
H55	眼震和其他不规则眼球运动
H57.0-H57.9	眼和附器的其他疾患
H60.0-H60.9	外耳炎
H61.0-H61.9	外耳的其他疾患
H80.0-H80.9	耳硬化
H83.3-H83.9	内耳的其他疾病
H90.0-H90.8	传导性和感音神经性听觉丧失
H91.0-H91.9	其他听觉丧失

（续表2）

H92.0-H92.2	耳痛和耳的渗出
H93.0-H93.9	耳的其他疾患，不可归类在他处者
J00	急性鼻咽炎[普通感冒]
J06.0-J06.9	多发性和未特指部位的急性上呼吸道感染
J30.0-J30.4	血管舒缩性和变应性鼻炎
J33.0-J33.9	鼻息肉
J34.2	鼻中隔偏曲
J35.0-J35.9	扁桃体和腺样体慢性疾病
K00.0-K00.9	牙齿发育和萌出疾患
K01.0-K01.1	埋伏牙和阻生牙
K02.0-K02.9	龋(牙)
K03.0-K03.9	牙齿硬组织的其他疾病
K04.0-K04.9	牙髓和根尖周组织疾病
K05.0-K05.6	龈炎和牙周疾病
K06.0-K06.9	牙龈和无牙牙槽嵴的其他疾患
K07.0-K07.9	牙面畸形[包括错牙合]
K08.0-K08.9	牙齿及支持结构的其他疾患
K09.0-K09.9	口腔囊肿，不可归类在他处者
K10.0-K10.9	颌的其他疾病
K11.0-K11.9	涎腺疾病
K14.0-K14.9	舌疾病
L01.0-L01.1	脓疱病(对超过1岁的人群)
L03.0	指和趾的蜂窝织炎
L04.0-L04.9	急性淋巴结炎
L05.0-L05.9	藏毛囊肿
L08.0-L08.8	皮肤和皮下组织其他局部感染
L20.0-L20.9	特应性皮炎
L21.0-L21.9	脂溢性皮炎
L22	尿布皮炎
L23.0-L23.9	变应性接触性皮炎
L24.0-L24.9	刺激性接触性皮炎
L25.0-L25.9	未特指的接触性皮炎
L28.0-L28.2	慢性单纯性苔癣和痒疹
L29.0-L29.9	瘙痒症
L30.0-L30.9	其他皮炎
L41.0-L41.9	副银屑病
L42	玫瑰糠疹
L43.0-L43.9	扁平苔癣
L44.0-L44.9	其他丘疹鳞屑性疾患
L55.0-L55.1，L55.8-L55.9	晒伤，除外Ⅲ度晒伤(L55.2)
L56.0-L56.9	由于紫外线辐射引起的其他急性皮肤改变
L57.0-L57.9	由于慢性暴露于非电离辐射下引起的皮肤改变

（续表3）

L58.0-L58.9	放射性皮炎
L59.0-L59.9	与辐射有关的皮肤和皮下组织其他疾患
L60.0-L60.9	甲疾患
L63.0-L63.9	局限性脱发
L64.0-L64.9	雄激素性脱发
L65.0-L65.9	其他非瘢痕性毛发缺失
L66.0-L66.9	瘢痕性脱发［瘢痕性毛发缺失］
L67.0-L67.9	毛色和毛干异常
L68.0-L68.9	多毛症
L70.0-L70.9	痤疮
L72.0-L72.9	皮肤和皮下组织毛囊囊肿
L73.0-L73.9	其他毛囊性疾患
L74.0-L74.9	外分泌汗腺疾患
L75.0-L75.9	顶（浆分）泌汗腺疾患
L80	白癜风
L81.0-L81.9	色素沉着的其他疾患
L83	黑棘皮病
L84	鸡眼和胼胝
L85.0-L85.9	其他表皮肥厚
L87.0-L87.9	经表皮排除疾患
L90.0-L90.9	皮肤萎缩性疾患
L91.0-L91.9	皮肤肥大性疾患
L92.0-L92.9	皮肤和皮下组织肉芽肿性疾患
L94.0-L94.9	其他局限性结缔组织疾患
L98.0-L98.3，L98.5-L98.9	皮肤和皮下组织的其他疾患，不可归类在他处者
M20.0-M20.6	手指和脚趾的后天性变形
M21.0-M21.9	四肢其他后天性变形
M22.0-M22.9	髌骨疾患
M23.0-M23.9	膝内部紊乱
M24.0-M24.9	其他特指的关节紊乱
M25.0-M25.9	其他关节疾患，不可归类在他处者
M35.3	风湿性多肌痛
M40.0-M40.5	脊柱后凸和脊柱前凸
M43.6	斜颈，未特指
M43.8-M43.9	其他和变形性背部病
M48.0	颈段椎管狭窄
M53.0-M53.9	其他背部病，不可归类在他处者
M54.0-M54.9	背痛
M60.0-M60.9	肌炎
M65.0-M65.9	滑膜炎和腱鞘炎
M66.0-M66.5	滑膜和肌腱的自发性破裂
M67.0-M67.9	滑膜和肌腱的其他疾患

（续表4）

M70.0-M70.9	与使用、过度使用和压迫有关的软组织疾患
M71.0-M71.9	其他粘液囊病
M75.0-M75.9	肩损害
M76.0-M76.9	下肢肌腱端病，不包括足
M77.0-M77.9	其他肌腱端病
M79.0-M79.9	其他软组织疾患，不可归类在他处者
M95.0-M95.9	肌肉骨骼系统和结缔组织的其他后天性变形
M99.0-M99.9	生物力学损害，不可归类在他处者
N39.3	压力性尿失禁
N46	男性不育症
N47	包皮过长、包茎和包茎嵌顿
N60.0-N60.9	良性乳房发育不良
N84.0-N84.9	女性生殖道息肉
N85.0-N85.9	子宫其他非炎性疾患，除外宫颈
N86	宫颈糜烂和外翻
N87.0-N87.9	宫颈发育不良
N88.0-N88.9	宫颈其他非炎性疾患
N89.0-N89.9	阴道的其他非炎性疾患
N90.0-N90.9	外阴和会阴的其他非炎性疾患
N91.0-N91.5	无月经、月经过少和月经稀少
N92.0-N92.6	月经过多、频繁而且不规则
N93.0-N93.9	其他异常的子宫和阴道出血
N94.0-N94.9	与女性生殖器官和月经周期有关的疼痛和其他情况
N96	习惯性流产
N97.0-N97.9	女性不育症
Q10.0-Q10.7	眼睑、泪器和眼眶先天性畸形
Q11.0-Q11.3	无眼、小眼和巨眼
Q12.0-Q12.9	先天性晶状体畸形
Q13.0-Q13.9	眼前段先天性畸形
Q14.0-Q14.9	眼后段先天性畸形
Q15.0-Q15.9	眼的其他先天性畸形
Q16.0-Q16.9	引起听力缺陷的耳先天性畸形
Q17.0-Q17.9	耳的其他先天性畸形
Q18.0-Q18.9	面和颈部的其他先天性畸形
Q38.1	舌系带过短
Q65.0-Q65.9	髋先天性变形
Q66.0-Q66.9	足先天性变形
Q67.0-Q67.8	头、面、脊柱和胸的先天性肌肉骨骼变形
Q68.0-Q68.8	肌肉骨骼的其他先天性变形
Q69.0-Q69.9	多指[趾]
Q70.0-Q70.9	并指[趾]
Q71.0-Q71.9	上肢短缺缺陷

（续表5）

Q72.0-Q72.9	下肢短缺缺陷
Q73.0-Q73.8	未特指四肢的短缺缺陷
Q74.0-Q74.9	四肢的其他先天性畸形
Q80.0-Q80.3，Q80.8-Q80.9	先天性鱼鳞病，除外斑色胎（Q80.4）
Q81.0	单纯性大疱性表皮松解
Q81.2-Q81.9	其他大疱性表皮松解，除外致死性大疱性表皮松解（Q81.1）
Q82.0-Q82.9	皮肤的其他先天性畸形
Q83.0-Q83.9	乳房先天性畸形
Q84.0-Q84.9	体被的其他先天性畸形
S00.0-S00.9	头部浅表损伤
S05.0，S05.1，S05.8	眼和眶（任何部位）的（任何类型）浅表损伤
S10.0-S10.9	颈部浅表损伤
S20.0-S20.8	胸部浅表损伤
S30.0-S30.9	腹部、下背和骨盆浅表损伤
S40.0-S40.9	肩和上臂浅表损伤
S50.0-S50.9	前臂浅表损伤
S60.0-S60.9	腕和手浅表损伤
S70.0-S70.9	髋和大腿浅表损伤
S80.0-S80.9	小腿浅表损伤
S90.0-S90.9	踝和足浅表损伤
T09.0	躯干浅表损伤，水平未特指
T11.0	上肢浅表损伤，水平未特指
T13.0	下肢浅表损伤，水平未特指
T14.0	身体未特指部位的浅表损伤
T20.1	头和颈一度烧伤
T21.1	躯干一度烧伤
T22.1	肩和上肢一度烧伤，除外腕和手
T23.1	腕和手一度烧伤
T24.1	髋和下肢一度烧伤，除外踝和足
T25.1	踝和足一度烧伤

索引

E

F

G

H

J

W

X

Y

Z